JN118147

戦略と情熱の
Passion & Strategy
病院づくり

済生会熊本病院 名誉院長
医療情報調査分析研究所 所長
副島　秀久

まえがき

　本書は熊本地震を機に、故岡田玲一郎氏より勧められて2016年6月から2022年3月まで毎月1回の割合で書いてきた社会医療ニュース・医療の沸騰点をまとめたものである。多忙ななかで毎月テーマを設定し、それなりに調べて書くのが習慣となったが、楽しくかつ大いに勉強になった。毎月の原稿をチェックしたり調べ物を手伝っていただいたりした秘書の木村智子さんには大変お世話になった。ただ、特定の人間が書き続けるのもどうかと思い、この度筆者交代を申し出て、晴れて勉強より解放されることとなった。また、せっかくなのでこれを区切りに本にしてはどうかと言うお勧めもあり、カテゴリーごとに整理し最近の話題を入れて少し加筆し、出版の運びとなった。

　内容は病院組織、医療制度、デジタル化、教育、ガバナンスなどテーマごとに組みなおしたので、必ずしも時系列に並んでいるわけではないが、逆にある程度系統だって理解していただけると思う。本書の構成や見直しは日本ヘルスケアテクノ社の河内理恵子さんにご助言やチェックを頂き感謝に耐えない。

　筆者がどういう立場や背景で書いているのかは非常に重要であるが、本書の内容は私個人の医療者としての経験をもとにしており、基本的には組織ではなく個人の意見としてとらえていただければと思う。もともと私自身は医療界とは全く縁もゆかりもない世界で育ち、普通のサラリーマンの次男として学業期を過ごしてきたので、その視点は医療界を外から眺めながら、かつ内側に入り込んで体験的に理解するという立ち位置だろう

か。幼少期から病気がちであり、患者と言う立場での医療への
かかわりが原点で、そのような、言ってみれば外部の人間が何
も知らずに医療業界に入ってみたらどのような景色が見えたの
かも読み取っていただけるかもしれない。

　元来、どちらかと言えば率直で、時にストレート過ぎる物言
いで前任の須古博信先生から時々お叱りと指導を受けていた
が、文章もあまり忖度が働かず、多少不快に思われる表現もあ
るかもしれない。これも不徳の致すところではあるが、緊張感
に欠ける出来レース会議や盛り上がらないお通夜講演会を少し
でも面白くする、サービス精神の痛快な発露とでも思って一笑
に付していただけると幸いである。

　右肩下がりで長期低落の日本を変えてやろうという若い人に
は特に読んでもらいたいと願っている。

形あるものはすべて壊れ去る
―熊本地震―

社会医療ニュース Vol.42　No.491　2016 年 6 月 15 日

　研究所のニュースへの投稿は以前から望んでいたことでもあるが、現役の院長としてあまり思い切った発言もできないと思い、定年まで控えていた。思いがけず熊本地震に遭遇し、また岡田氏のお勧めもあって、筆を執ることにした。言いたいことは山ほどあるが、岡田氏ほどズバリ言い切ることは難しい。多少、歯切れの悪いところがあるかも知れないがご容赦願いたい。

　マスコミでもかなり詳細に報道されているが、この地の断層、すなわち布田川断層と日奈久断層が同時に動く確率は 2 万年に一回とのことなので、一度動けば今後は逆に安心なのかもしれない。熊本は地震が少ないところとして喧伝され、熊本県も企業誘致の誘い文句としてホームページでも謳っていたが、さすがに今回の地震で取り下げた。震度 7 が二度までも起こるという、しかも 1 回目は実は前震で 2 回目が本命という油断のならぬ地震だった。通常は最初が強くてあとは徐々に弱くなると思い込んでいるのだが、今回は 3 回目により強い地震がくるのではと未だに不安である。一回目は東京から空路、帰熊し、病院で仕事を終えた後帰宅、ふろに入ってお酒を飲んで、一息ついていたところに一撃を食らった。4 月 14 日午後 9 時 26 分のことである。

　実は些細なことで女房と冷戦状態でお互い口をきかない、先

に口を開いたほうが負けというつまらぬことをやっていたが、あまりの激しい揺れでつい「大きかったな、怖かったー」とどちらともなく休戦、自動的に和解した。より大きな脅威が突然現れると小さな諍いは無視されるという好例であろうか。自分はなぜか最初の一撃で飛び上がったピアノの前板を反射的に抱えていた。すぐに病院に電話をして被害の確認を行ったが、タクシーもおらず飲酒運転もできず次の日早朝行ったが、30分のところを2時間かかった。病院も震度の割には落ち着いており、災害本部も縮小して週末を迎えることとした。

16日午前1時25分、再び突き上げるような衝撃とともに家じゅうががたがたと揺れ、収まらない。命の危険を感じ、女房と娘と家を飛び出した次第。あとは車中泊2泊で、余震が大きく車に乗っていても大きく揺れる始末、夜が明けると被害状況が次第に明らかとなる。ほとんどの家の屋根瓦は落ち、余震の続く中を近くの人たちと身を寄せ合って過ごす。この地震で病院は市水が断水、井水は貯水槽190トンが半分壊れ、近隣の被災者多数が解放した病院の駐車場にも避難、家屋が全半壊したスタッフにも避難所を提供した。エレベーターは総て動かず水も不十分なところに、救急患者が通常の5—6倍受診された。参集したスタッフの献身的な頑張りで何とか乗り切ったが、連携医療機関も損傷が激しく、飲料水、非常食、診療材料、おむつ、衛生材料などが欠乏状態となった。救急外来ではベッドをロビーまで拡大し、おもに外傷に対応したが、縫合セットが不足し、連携病院から支援をいただきありがたかった。断水と停電のため透析ができない医療機関から透析依頼があり、少ない水と透析時間をやりくりして、都合延べ200名の外来透析を行った。透析も日ごろから災害時対応のネットワークができて

おり、多少の混乱はあっても大災害の割には比較的うまく対応できたと思われる。

　済生会本部から2名の事務職員が急遽派遣され、済生会福岡病院を基地として救援物資や応援スタッフの手配とアレンジをしていただいた。こうした災害時に安全な地域のスタッフが腰を落ち着けて支援してくれたことは大変助かった。これを被災した当院スタッフが家人や住まいの心配をしながら同時にエクストラな仕事をやるのは負担が大きい。また基地局としての福岡病院は安全な地域にあり、かつ距離的に近いので支援物資や応援スタッフもいったん福岡に参集してという形をとったので、必要な時に必要な支援が得られたと思われる。

　今回は停電がすぐに復旧し、病院機能が維持できたが、最も重要なインフラはやはり水である。水さえあれば何とか、数日は持ちこたえる事ができる。はじめの2—3日を自力で乗り越えれば、後は支援が到着するので、やはり自助が最初になければ、路頭に迷う、あるいはパニックになるだろう。日頃から水だけは確保し、しかも手元に置いておきたいものだ。市の水道は復旧に12日を要し、水がないための不便は非常に大きい。水洗トイレはもちろん、食器洗浄もできず、風呂に入ることもできないので、簡易トイレ、清拭のペーパー、紙食器などの廃棄物も多く、家財・家屋も含めて膨大なゴミが出てくる。このようなゴミも近隣の市町村や県外自治体の協力で徐々に片付けられつつある。

　4月とは言え熊本でも夕暮れ時は冷えるが、寒空の下で長蛇の列を作って短時間の風呂をじっと待つ姿を見ると、こうした緊急時の日本人の整然とした落ち着いた行動はすばらしいと言う以外にない。また、うねった道路で他県ナンバーの救急車や

消防車、自衛隊の救援隊などを見かけると、日頃は情緒的ではない私も、涙が出るほどにうれしく、また頼もしく思った。

　今度の地震で感じたことは形あるものは総て壊れるという厳然たる事実と、それに対する備えが自分自身あまりできてなかった事である。阪神や東日本の厄災はテレビという完璧な安全地帯で見ており、身に迫る危機感を覚えたわけではない。大変だという事はわかるがあくまでそれは他人事のようにしか捉えられなかった。無理もないが、こうして被災すると実感として理解でき、共感が生まれてくるのだろう。元気な若い医者が患者の気持ちにより添いなどと言うのもやや嘘っぽい気がするが、いろんな病気を経験するとそういった気持ちと話に説得力が出る。「死ぬかもしれない」という体験は確実に人生観を変えるものだ。物や権威に執着しているようでは、まだまだ人生は完成の域ではない。良寛はかく言う。

　『災難にあう時節には災難にあうがよく候　死ぬ時節には死ぬがよく候　これはこれ災難をのがるる妙法にて候』　突き放した言い方に聞こえるが、まさに達観である。

＊　今日 2022 年 4 月 16 日、熊本地震から 6 年が経った。道路関連の復旧はほぼ元通りになったが、鉄道は一昨年の水害の影響で未だに不通箇所がある。今後、人口が減少していく地域での軌道維持は難しい。新しい交通体系が望まれる。

目次

第4章　医療と行政、政治をめぐる問題

第5章　医療とICT

第6章　地域医療構想を読む

第9章　未来への提言

第1章
病院組織のつくり方

1. ローマは1日にしてならず

社会医療ニュース Vol.42　No.492　2016年7月15日

　当院が世間からある程度の注目を浴びるようになったのは、1990年代半ばからであろうか。小生が医学生だった頃も、卒業して泌尿器科に入った頃も、たいして名のある病院ではなかった。入局して医局長から済生会へ行って来いと言われ、「済生会ってどこですか?」と聞いた覚えがある。もちろん今でも聖路加や倉敷中央に比べれば知名度は低いであろうと思う。どちらかといえば玄人うけする病院だろうか。

　当院の始まりは昭和10年なので、今年で81年目を迎える。どこの病院も節目に病院の歴史を編纂されていると思うが、済生会熊本病院の50年史はとりわけ興味深い。苦境の中での故三浦義一院長以下の奮闘ぶりがリアルに描かれている。人は苦境の時にこそ、その真価が問われる。少し長いが以下に彼がしたためた新館建築前の祭文を紹介する。

　『昭和三十三年十二月二十五日、我らがこの建物に理想を求めて移転して来た時、済生会に対する時の風潮は誠に厳しく、ために我々は咎人の如くに逼塞していなければならなかった。剰え給料は遅れ、医薬品はなく、患者給食も意に任せない日々が続いた。暗澹たる病院の将来を絶望して多くの人がここを去って行った。残された我々は、ここを城塞として、追われる日までは済生の誠を尽くそうと誓い合った。以来二十年の歳月は実に光陰矢の如くに過ぎ去った。顧みれば誠に凛冽たる二十

年でもあった。この壁この床は我らの汗と脂で塗り込められ血と涙で彩られている。一つの染、一つの皹裂にも思い出は宿り、青春の奇跡が隠れている。願わくはこの建物を、我らが苦闘を語る碑として長く後世に遺したい。しかしながら、時の求める医の殿堂としては狭隘に過ぎ、手を加える術もない。耐え難い愛惜の情を抱きつつも今この建物を取り壊し、理想を具現するに足る新しい城を築かねばならない。この建物に霊あらば、何とぞ我らが哀情を掬み、しばらくここを去り、完成の暁再び天降り来て我らが行く途を護り給えかし』

　昭和30年代は済生会熊本病院にとって大変苦難な時期であった。事業を継続するうえで様々な妨害や中傷があり、しかも経済的な困窮のもとで給与の支払いさえもままならず、金策に走る院長の姿は悲壮感が漂う。

　小生が就職した1989年頃も、新築移転を控え資金的にはそれほど余裕はなかったが、悲壮感はすでに躍動感に変わっていた。若いやる気満々の医師が多く、狭く汚い病棟にそんな意欲が満ち溢れ、活気のある病院に変身していた。常に病床が不足しベッドの取り合いを演じていた。スタッフも若く夜間の救急なども平気でこなし、夜は遅くまで飲んで騒ぐといった野戦病院的雰囲気で、長時間労働などといった言葉は聞いたこともない位の長時間労働をしていた。嫌でやっているというより好きでやっているので、別に気にならない。我々はこうした根性と節約意識を含めて済生会精神と呼んでいた。近くにあった国立病院の患者さえ救急では当院に回って来ていたので、仕事に事欠くことはない。

　自分は毎日透析患者を診て、連日シャント手術に明け暮れていたので「朝シャンタシャン」等とふざけて言っていた。現場

の小隊長クラスなので収支は知らず、別に気にもせず毎日の診療に全力注入の日々で、医師として最も充実していた頃といってよい。

故三浦院長など先人の苦労に比べれば自分の苦労はたいしたことはない。そのひとつの理由は医師人生の大半を日本が右肩上がりの時期に過ごしたことである。つまり社会環境が良かったのである。おそらくマネジメントの才はなくても普通通りやっていれば、日本経済の成長とともにトリクルダウンに与かれる時代でもあった。

忙しい日々を送っていたが季節や曜日によっては病床が多少空くこともあった。ある日の午後、看護師の一人から「空いていていいんですか」と言われはっとした。大学に15年いて、病棟医長の時、急患を入院させようとしたら当時の婦長から「入院は一日3人と決まっている」と言われひと悶着したことを思い出した。その時は理不尽だとは思っていたが済生会にきてこの看護師の一言は響いた。大学では『別にあなたに給与をもらっているわけじゃないし、忙しくしないでよ』という意味合いが言外に含まれている。済生会の看護師の言葉には『先生が頑張らないと私達も給与が下がります』というある種当たり前の経済原則と多少の脅しが含まれていた。それと同時にどちらが健全な職業人でありどちらが真の意味の社会貢献かを深く考えさせられる機会になった。

健全な職業意識と社会貢献という理念を実体化することで収入は後からついてくるのである。「金儲け病院とか儲かる所しかやらない」という批判を受けると須古前院長もよくこぼしていたが、自分が院長になっても同じようなことを県の会議で堂々と言う公立病院の院長がいた。私はこの言葉を議事録に残

すように求めた。昭和30年代に孤立無援で潰れかけた当院の歴史や、採算の合わない救急に取り組む姿勢、質を上げることに腐心する姿勢などを全く評価せず、結果だけを見ているのだ。

　名古屋で開かれた病院学会で病院経営のシンポジウムに出た時にある高名な公立病院管理者が『済生会が小児科やったら自分は土下座する』と感情的な言葉を投げた。「当院が小児科をやるなら10人以上集めるし、救急もやれるだろう。ただ近隣の小児科が大いに迷惑するだろうし、何よりベッドが不足している。50床くれたら取り組みますのでその暁には土下座して下さい」と投げ返した。病院には多くの制約があって自由な事業展開もできない。しかも土地も建物も資金もすべて自前で調達しなければならない病院が軽々にリスクを取りに行く状況ではない。また、病院の小児科は2～3人で完結するものではなく、診療分野の大きなシステムの一つであり、こども病院のような総合的な体制が望ましいのである。

　1995年、エネルギーが満ちあふれビッグバンのように熊本市南部に新築移転し、新しい時代が始まった。ある日、須古前院長からクリニカルパスを勉強しにアメリカへ行くように言われた。この時が岡田氏との出会いであり、そしてパスの旅の始まりであった。

続

＊　仕事を面白くするのは自分だ。そして新しいことに取り組むことで個人も組織も常に成長する。

2. クリニカルパスの旅

社会医療ニュース Vol.42　No.493　2016 年 8 月 15 日

　クリニカルパスを初めて知ったのは 1996 年で、それは須古前院長がアメリカ出張から持ち帰った患者用パスであった。絵文字で表しているので字が読めなくてもわかるし、いつどんな検査をし、いつ頃から食事を開始し、点滴はいつまで、退院はいつごろなどが時系列で書いてあるいわば予定表であった。確かにわかりやすく何より患者の立場に立ったら知りたい情報ばかりだなと日本で手術を受けたことのある経験から思った。当初はこれだけがパスであると思い込んでいたが実際はそうではなかった。

　1997 年、岡田氏のアメリカツアーに参加した。須古先生からのミッションはパスの情報を仕入れてくる事だった。ロチェスターメイヨーを見学したときに看護師長のサンドラ・ジョンソンからパスの話を聞いたがあまり記憶に残っていない。むしろ、すごい肥満の人だなと言うのが印象に残っている。2014年クリーブランドを訪れたときメイヨーから来てくれたが歳をとられたせいか、今度はずいぶん小さく見えた。

　メイヨーの町はさほど大きくはない。町の本屋へ行ってパスの本を探したが、それらしいものを探すことができなかった。目的を遂げないまま、夜、近くのホテルで皆で飲食をしていると、黒ずくめの中年男性がピアノの前に現れて、ボサノバを無言で弾いてかき消すように去っていった。とにかくかっこいい

と言うかクールというか、一言も語らず好きな曲を奏でて去って行く。自分もいつかこうしてみたいと思った。腕は追いつかないが。

　話はそれたが、パスのお手本がないまま、患者用パスを各科で作りながらそれを全員で集まって披露するパス大会を始めた。第1回は1997年10月22日で、これ以来2か月ごとの第2水曜日に各科持ち回りで開催し本年8月現在109回を数えるまでになった。外部参加も多く、多種多様な意見やアイデアが取り入れられ、議論され、検討され、パスが改定されてパス大会はまさにPDCAサイクルを回す原動力であり当院の組織文化となった。医療の質向上は一つの運動 movement であり、全員が参加し、いかに治療成績を上げるかが目標となる。侃々諤々の議論で、時には激しくやりあったりしたが、最終的には医療の質を向上させるという大きな目標が、議論を落ち着かせた。こうした運動は楽しくしかも有意義で、夜遅くまで情熱的に議論を繰り返したが超勤をどうする等の話は出なかった。いくつか出版したパスの本はベストセラーになり、その印税を病院に入れてパスの学会発表をしたり、データを集めたりしたスタッフや司会、裏方への支援や懇親会などに使った。

　パスを初めてしばらくたった2000年に、日本クリニカルパス学会の米国視察旅行に参加し、まさに「目から鱗」で帰ってきた。パスの重要な機能はアウトカム、つまり目標管理であること、様々な職種が参加しチーム医療を効率よくやるためにはパスは必須であること、バリアンスを分析してPDCAサイクルを回すことなどをカレンザンダーから直接学んだ。もし自分がパスにかかわってなければ未だに剃毛したり長々と抗生剤を無駄に投与していたかもしれない。もっと悪いことはこうした

誤った医療行為を後輩に押し付け、後輩もこれを継承していた
だろうということだ。

　パス活動を始めたころは内外から批判を浴びながら、ある意
味毎日戦っていた。パスは画一化で考えない医師を作るとか、
手抜き医療だとか、儲かるためにやっているのだろうとか、あ
りとあらゆる批判があった。それは内部からもあり、「抗生剤
を減らして感染起こしたら責任取るか」といった恫喝めいた批
判も見られた。エビデンスが明確なCDCガイドラインは正しい
と信じているので「責任取ります。逆に多すぎる抗生剤で耐性
菌を作ったり肝障害を起こしたらあなたが責任取ってくださ
い」などと反論した。とにかく経験に基づいた感情論的な批判
が多く、合理性を欠いているので説明してわかるレベルではな
かった。パスは考えない医療者を作るというが、そもそもそん
なに考えてやっているんだろうかという反論は当院の町田二郎
副院長の弁。手抜き医療というが出来高の世界では元来過剰、
つまりやり過ぎが多く、質の良い医療はむしろ費用は少ないと
マイケルポーターも「医療戦略の本質」で述べている。

　こうしたパス大会やパス合宿を地道に続けていくことで、
徐々に医療の質は上がってきたと思われる。それはパス作成に
かかわるスタッフが医師や看護師、薬剤師その他さまざまな職
種が垣根を越えて何でも言えるヒエラルキーの少ない世界がで
きたからだと思う。医局という閉鎖的なヒエラルキーの世界で
は何も言えず、良い提案も悪い指摘も出てこない。ただ上司の
顔色を窺って言うべきことも言えないようであれば医療の質は
上がらないだろう。人と知識の交流が人類の進歩を支えてきた
といっても過言ではない。狭く閉鎖的な社会では新しい技術が
入らないだけでなく現行の技術水準さえ維持できない、いわゆ

る退行現象が起こり文明が衰退するとマット・リドレーは「繁栄」で述べている。

　パスの面白さは医療の中身を合理的に変えていけること、それがアウトカムを改善すること、効率化がすすみ楽になる事等にある。さらにこうした交流を通して全国に様々な友人ができることである。それは医師という狭い範囲だけではなく、看護師、薬剤師、臨床工学士、栄養士、事務など様々である。チーム医療を構成するすべての医療者が集まり、ともに議論し意見を交換することで医療はさらに良くなるだろう。先のニューヨーク研修で驚いたもう一つは栄養士が講演で「栄養不良の患者は手術させません。なぜなら手術成績が悪いから」と言い切ったことである。正直、そこまで権限があるのかと耳を疑ったが JCI を受けた時にサーベイヤーが当院の栄養士に「あなたが食事を出しているが、あなた自身が患者の栄養評価をしたのか？」と質問した時に明確に理解できた。栄養の専門家は栄養士である。ここは専門家である栄養士に任せ、彼らもまた責任ある仕事をやるほうがやりがいも出るだろう。日本は個々の医療者の専門性を十分尊重していないことを痛切に感じた。

＊　当院のパス大会は未だに続いている。COVID-19 のために集まることが難しくなったが、Zoom を使いながら外部にも発信している。参加ご希望の方はホームページからお申し込みください。

3. システムとしての組織

社会医療ニュース Vol. 42　No. 494　2016 年 9 月 15 日

　組織は生命体＝システムとして合目的的に動く形態が理想である。右手と左手がバラバラだと楽器の演奏はできないし、個々の奏者が勝手に弾いてはオーケストラにならない。つまり組織・システムと言うからには目的（何の曲を演奏するのか・医療のどの分野を対象とするか）が明確で、それを実行する手段（楽器演奏・医療インフラやスタッフ、技術力等）があり、全体調整を行う統率力＝ガバナンス（指揮）が必要である。

　私見だが、様々な組織論、戦略論を読んで総ての人に必ず勧めるのはルメルトの「良い戦略・悪い戦略」（日経 BP）である。分かりやすいので幹部総てにこの本を贈呈した。内容は具体的で示唆に富み、講演ではよく引用している。まず悪い戦略の筆頭に「空疎である」と言い切ってある。これを読んで、医療計画や下手なコンサルの指導を思い出した。医療計画はいつも似たような内容で、新味が無く具体性に欠ける。しかも官の作文は読みづらく、平板でポイントが絞れない。また、あるコンサルの報告書に「連携を強化し在院日数を短くして一日単価を上げる」などの文言がさらりと書いてある。誰でも思いつくのだが、さらに踏み込んだ実現性のある提案らしきものがない。

　この空疎さは病院の理念などにも時々見られ「明るい病院を作ろう ?!」、「美しい国日本 !?」、「住みやすい街作り?」など、当たり前すぎて誰も否定できない。否定すらできない理由は無

内容だからである。理念は明確でしかもそれを達成する具体的な戦略が必要、かつ戦略が相互に矛盾しない事が重要である。各々の戦略に沿って戦術を立て具体的な行動計画を立案すると言うのが当院のスタイルである。様々なデータを集め、分析し、予測し、実現可能性を探り、中堅幹部を交えた議論を経て事業計画をたてる。達成度の評価のため、できるだけ数量的な目標を掲げる。従って事業計画をつくるには事前にデータ収集をかなり綿密に行っておく必要がある。もちろん誰が解決主体であるかも決めておかないと責任が曖昧になる。悪い戦略のもう一つは「矛盾した目標を掲げる」で、「在院日数を短くして稼働率を上げる」、政策で言えば「医療費を削減する」と言いつつ「高額薬品を保険で認める」などだろう。

　病院組織の難しさは専門職つまりライセンス業が多いことであろう。ライセンスがあればどこでも通用するという意味で流動性が高い。加えて医局という法的位置づけのない日本独特のギルド的組織があり、組織の目標と個々の医師の目標が必ずしも一致しない。しかも医師の多くは縦割りのヒエラルキー社会で生きており、この弊害が群馬大学のような事件の遠因となっており、しかもガバナンスの効きにくい組織形態である。20年以上前、感染対策委員長だった頃、他の科に赴いて抗菌薬の適正使用や標準的な感染対策の施行を求めたら、「先生の言うことを聞く必要は無い。医局から派遣されているので大学の命令なら従う」などと、若い医者がおよそ一般常識から外れた事を言う。さらに言えば大学病院でさえ院長の言うことは聞く必要が無く、所属医局の教授に従えば良いというガバナンス欠如の世界だ。もっとも何か事故でも起こると病院長が頭を下げているシーンをよく見るので、人事権は主張するが責任はとらな

いという身勝手な論理がまかり通っている。

　縦割り組織の弊害は横断的組織ができない、できても機能しない点にある。パス、チーム医療、安全管理、感染管理などが有効に機能しないと医療の質はかなり落ちる。ただ、こうした病院は医療の質測定が不十分なので、質が低いことさえ認識できない。閉鎖的なたこつぼ社会に生きるリスクは大きいし、何しろ気づかないうちに患者に多大な迷惑をかけている。昔、剃毛という悪習を止めさせるのに数年かかったが、初めは「うちの医局では長年、剃毛を続けているが、感染が問題になったことはない」と豪語する医者もいた。自分が見えないという事はこういうことだろう。ただ、文献を重視する医師でも「それは他施設のデータで自施設のデータではない」、「CDCガイドラインは米国のもので、日本のデータが必要だ」など変えたくない理由をあげて動かない。ある時、抗菌薬使用の是非を巡って激論になり、どちらも譲らないと言う状況が発生したが、パス大会にある有力病院の医師を呼んで質問を仕組んだ。「先生の病院では抗菌薬を使ってますか？」と言う質問に「昔から使ってません」と即座に答え、これ以降この議論が完全に収束した。人は権威に弱い。権威に弱いのは自己の価値観が確立していないからだと思う。

　権威に弱いと相互批判や相互牽制が機能しない。JCIではガバナンスのあり方を詳細にサーベイされる。組織の健全性は相互尊重と相互牽制がシステムとして組み込まれている事で保たれる。出来レースの理事会やお友達評議員会はそもそも不健全で、こうした土壌が東芝やオリンパス、化血研などの不祥事を生み出す温床であろう。サーベイヤーから「理事長は誰が評価するのか？」という思いがけない質問が発せられた。やはり理

事長といえども絶対権力ではなく他者評価がないと、いかに優秀と言えども組織が劣化していく。理事は自己評価とともに理事長の評価を受けることになっており、この結果を明文化するので、馴れ合い的な会議では済まず一定の緊張感が保たれる。和をもって尊しとする日本人の最も苦手なところであろう。ただ、われわれは事業をやっているわけで趣味でも遊びでもない。プロの仕事人としては当然求められるものと理解した。

　だからこそリーダーは自らルールを厳守し、定められた任期を守らなければならない。余人に代えがたい等と自ら言い放ってずるずると権力にしがみつくようでは、ガバナンスを確立することはできまい。なぜなら自らがルールを破るようでは他の人にルールを守らせる事はできないからだ。組織は２・６・２つまり言わなくてもやる２と言えばやる６と言ってもやらない２でできているそうだ。ガバナンスは言ってもやらない２に対して様々な方法でやらせる事でもある。本当は自主的にやる２を増やすことが肝要だがこれは次回に述べたい。

＊　日本の現状を考えるとガバナンスはまだまだだろう。透明性や説明責任、牽制関係、任期厳守、ルール改定時の公の議論など組織の大小にかかわらず必要なことだ。

4. 魅力ある組織をつくるためには

社会医療ニュース Vol.42　No.495　2016 年 10 月 15 日

　講演を頼まれていろんな医療機関に伺う機会があるが、まず、最初に観察するのはトイレと受付の対応である。この二つがプアだと総じて病院の質、医療の質が低いようだ。なぜならトイレは感染対策の象徴、受付は職員教育の象徴だからである。当院も十分気を遣っているつもりだが時々、苦情が寄せられるので、まだまだ不十分だと認識している。

　ある病院に質管理の講演を頼まれて行ったところ、数人の患者が玄関の傍らにたむろして喫煙していた。玄関を入るとやや煤けた感じとにおいが立ちこめ、今時の病院らしからぬ雰囲気だった。講演後の懇親会で職員の喫煙率 70%、ナースセンターでナースがプカプカというこれも今時珍しい病院であった。私の講演は医療の質をテーマとしたものであったが、そもそも人の質を論じた方が良かったのかもしれない。医師が集まらない、定着しないという悩みを語られていたが、客観的に見て子育てや教育にふさわしい地域には思えなかった。人が集まる、つまり栄えるには基本的に地域や組織の魅力が必要だ。

　シンガポールの一人あたりの GDP はかつてはアジアでも日本より低い位置にあったが今や日本をはるかに凌駕している。先年、死去されたリー・クアンユー首相は治安や汚職、麻薬のみならず、ガムを捨てたり、ボウフラの放置を禁止したりと国民生活まで厳しく指導した。その徹底ぶりがシンガポールを称し

て「明るい北朝鮮」と揶揄される所以であろう。一方でリー首相は自らや家族にも厳しく清廉な政治家として知られており、これが北朝鮮と本質的に異なるところである。75%の国民が中国系にもかかわらず、英語も公用語化し、少資源の小国としての生き残りをかけて人が集まるところ、すなわち清潔で治安が良く教育レベルが高い国を作り上げ、アジアでもトップレベルの国に押し上げたのである。組織の魅力も人の集まる要素、つまり清潔、安心、公正、教育などを確保することで自然に高まるのではないだろうか。良い人が集まって良い組織が作られ、良い組織が集まって良い地域社会、さらには良い国が出来上がるのだろう。

　この対極を北朝鮮ととらえれば合点がいく。人を強権で支配し、人権を無視し、官僚主義がはびこり、ルールを守らない国は栄えない。これは病院組織も同じである。私が中堅管理者研修で必ず伝えるメッセージは「権力と権限の峻別」である。言うまでもなく権限は「限られた権能」であり、ルールとして明文化できる。つまり職務分掌としてやっていいこと、やってはいけないこと、やるべきことが明確に書かれている。権力は「こうしたルールを無視した支配」であり、ゆえに明文化できない。「権力」者と「権限」者ははっきり区別したほうがよい。さらに権力意識が進むと「全能感」になり、まるで神のごとく何でもできるかのようにふるまうので、部下は大変だ。権力には責任が伴わないが権限には責任が伴う。当院の給与体系では責任に応じた給与が原則であるから、業績が下がれば責任の大きな立場の者から給与が下がる仕組みになっている。

　権力と権限を峻別することによってヒエラルキーによる支配の組織から脱却できるし、フラットな組織が構成できる。人は

命令されて行動することを好まない。自由な発言と交流が新たな発想とイノベーションを生み出す。小さなことでも何かをやり遂げることはやり甲斐や達成感につながり、そして個人の成長につながり、最終的に個人の成長は組織の成長となる。

　以前述べたが、権力を振り回す官僚主義は組織の病気である。この病気は官だけでなく一般組織にもはびこる。別に官僚を批判しているわけではない。個人としての官僚は優秀で魅力的な人物が多いのも事実だからである。ただイノベーションという意味で言えば官の組織はそれを本質的に拒む体質を持っている。前例主義は、いったん決めたことを決して変更しないという主張だけでなく、官が間違うはずがないという無謬性を背景にしている。ここに官の傲慢さを垣間見るのである。官の世界に生きたことはないが、上司が部下に接する態度を見ると、部下はほとんど自由な意見を言えないばかりか、取るに足らない事細かい叱責をいやがらせ的に受けている場合が多い。およそ一般社会の組織とはかけ離れた、非教育的な環境である。こうしたことに耐え忍ばなければ出世できないとすれば、どういう人格が出来上がるのだろうかと他人事ならず心配になる。

　ある官僚上がりの優秀だが権力的な人物（T大法科出身、外交官試験合格）と一緒に仕事をしたことがある。彼は組織の定款改定という仕事をしていたが、私が会議のたびに質問すると、最初に必ず返ってくる答が「先生のおっしゃっていることがよくわかりません」というものだった。言葉は丁寧だが質問には答えていない。多くの出席者がこの言葉に気圧されて矛先を収めるのだろうが、こちらもそれなりに調べて質問しているので食い下がるが、彼はいつも官僚独特の言質を取られないあいまいな返答に終始していた。ある病院の経営指導に入りそれ

なりの成果を上げて報告書を提出したが、なんの断りもなくおよそ3分の2が削除されていた。しかも会議の席上、彼が驚くべきどうでもよい指摘をした。『9月より』は『9月から』が正しい用語ですので訂正を！

　権限と責任の話にもどろう。当院ではできるだけ責任と権限を明確にした事業計画や組織図を作り、これを基に評価システムができている。当然のことながら、上に行けば行くほど責任は重い。会議の議長は当然指名してあり、そのバックアップは副議長である。この仕組みを取らない場合は持ち回りで司会をする。官の会議に行くと初めに奇妙な儀式がある（たぶん日本だけだろう）。議長は互選なので初めは空席である。そこであらかじめ言い含められた誰かが「慣例通り」や「誰々がふさわしい」などをわざとらしく付け加え、台本通り決定される。茶番であり無駄である。初めから持ち回りにすれば責任感も生まれるのに、しないのは任命責任を官が問われるからであろう。芝居じみた組織なので結論が最初から決まっており、もちろん新しいものを生み出す魅力も力もない。

＊　役所の形式的な会議が大嫌いだ。結論は決まっておりそれを追認する儀式となっている。新しい提案は嫌がられる。イノベーションはおこらない。

5. 人事評価システムをどのように生かすか

社会医療ニュース Vol.42　No.496　2016 年 11 月 15 日

　財務と人事が理解できなければ基本的にマネジメントは難しい。昔、病院が移転する前、夜勤の看護師の動きを観察していてある現象に気づいた。若い看護師が忙しく動き回り、年配の看護師はじっと書き物をしている。スキルの差や要領の良さもあろうが、それだけではなさそうだ。しばらくして若い看護師の離職が多いことに気づく。しかも当時は県の給与表すなわち地方自治体の給与制度を採用していたので、年齢が上がるほど高くなる仕組みであり、これでは永続性がないことと組織の発展は望めないことを直感した。なぜなら仕事によって生み出す価値と給与の乖離が拡大することで事業の持続可能性が失われていくからだ。現在、話題になっている同一労働同一賃金も正確に言えば同一価値同一賃金であろう。

　看護師の夜勤の働き方をみて給与体系も見直すべきと考えた。25 年以上前のことである。それでは何をもって給与を決めるかという課題をまず解決しなければならない。人事評価（正確には給与に反映させるので考課）システムの構築ができて初めて適切な給与体系ができる。4 年ぐらいかけて議論して考課システムの原型が出来上がり、いざやろうとしたが現場だけでなく幹部にも反対が多い。と言って明確な対案もなく持続可能性のない現状維持、つまり変えたくないという意見、雰囲気が支配した。あまりの反対にさすがに自分も弱気になって須古前

院長に「考課システムは時期尚早ではないか」と進言した。須古先生が「ではいつになったら時期尚早でなくなるのか」と言われ返答に窮したことを覚えている。4年近く議論したのだからあとは実行あるのみで、この時の須古先生の英断で人事システムは大きく前進した。もちろん「人が人を評価していいのか」とか「具体的に見えない縁の下で支えている人の評価はどうするのか」とか、「評価する側の資格試験が必要だ」などなど議論百出した。

　結論から言えば人事評価に正解はない。正しいという意味の定石があればそれは長く継承されていくのだろうが、正解はなく妥当と思われるかどうかはやってみて人事全般や教育、業績が向上したかどうかで計るしかない。変化を好まない多くの人は過度の正解、過度の詳細さ、予測される弊害に対する過度の、時に妨害的対策を求め、人事制度自体をアンタッチャブルにしてしまい、触らぬ神に祟りなしで、玄関にも入れぬ状況を作り出してしまう。現実問題として正解がなければ実行しながら修正していく、つまり走りながら考える以外にない。まず走り出すことが重要だ。

　試験的に始めて見ると様々な問題が出てくる。厳しくみる上司、大甘の上司、全く無関心の上司、総て平等に評価する上司、順番に評価する上司など、評価し慣れてないとは言え、制度理解が足りない評価者が多かった。「評価するなら辞めてやる」と言って実際に辞めた幹部もいた。評価の一般論的な講義や注意事項などをあらかじめ総てのスタッフに説明したが、そもそも始めてで大いに困惑したのは間違いない。さらにこの評価を給与にどのように反映させるかも大きな問題である。こうした制度を入れる時は業績が上向きである事が大原則である。拡大

基調の時はパイの分配の議論で済むが、縮小の時はパイの取り合いになりかねない。

　紆余曲折を経て平成 8 年、1996 年から人事考課制度の運用が始まった。紙運用だったのでワープロだったり手書きだったりで、事務作業も大変だった。最も重視したのはインタビューであり、1 時間、最低でも 30 分の正式な面談時間をとることであり、お互い伝えたい事、要望などを世間話ではなく組織として明確に言える良い機会となった。現在は IT 化され、スコアの計算も容易となり、事務の負担も軽減した。前述のように決まり切った正解はないので、評価の内容を病院の目標や社会のニーズに合わせて毎回少しずつ変え、他職種による医師評価を入れたり、評価の割合を設定したり、考課の結果を昇格に反映させたりして改善を進めてきた。

　評価の傾向を分析すると看護師の方は母数が大きく、正規分布に近くなるが医師は部長によって様々であった。最近は安定的であるが、他病院から来た医師にとっては文化の差に戸惑いを感ずる人もいるであろう。考課の結果はやはりお金で評価するのがわかりやすいが、むしろ海外研修や他の医療機関の見学などの教育機会を増やす方が組織の成長につながるのは確かだ。また、自己評価の高い人は一般に他者評価が低い傾向にあり、自分自身を客観視することの難しさを表していると思われる。まれにネガティブ評価のスタッフがいるが、最近はこうした評価はかなり減っている。人事考課とセットで各種の教育プログラムを提供しており、評価と同時に自己研鑽の機会をやることも重要であろう。

　人事考課の形ができてある程度うまく機能し始めた頃に、評価制度の事である公的病院で講演をする機会を得た。人事考課

制度の導入経緯や成果、課題について一通り話し終わると、院長から質問が飛んだ。「先生の病院はできの悪い人は辞めろと言うところですか?」様々な教育を準備し、指導を入れても最終的にやるかやらないかは本人次第である。私はすかさず『ハイ』と言って返した。できの悪い人(正確に言えば努力しない人)も努力する人も同じ評価を続けたら辞めるのはできのいい人である。結果としてできの悪い上司が増え、できの良い部下を駆逐する事になるので、その結果は恐ろしいことになる。

　後でわかった事であるが、この院長は大学教授の天下りであり、しかも国公立公的病院を数年毎に回って退職金を取るいわゆる渡りをやっていた。自分の行き先が決まっておればリスクを冒して制度改革をしようという気にならないのは当然だ。こうした人が組織をよくするために懸命に職員を教育しようとか、愛着を持って育てようと言うより、何もしないという方針でリスクも責任も避けるのはある意味合理的選択だ。つまりここには組織をだめにする無責任の連鎖がある。ドラッガーはリーダーに必要な資質の第一に『真摯さ』をあげている。私は組織やスタッフに対する愛着をあげたい。

＊　やはり人事に正解はない。正解を求め続けることが重要だ。そしてどこまで納得感があるかだ。

6. 財務管理のあり方

社会医療ニュース Vol.42　No.497　2016 年 12 月 15 日

　人事と並んで重要な財務にもかかわらず、医師の場合、財務管理を系統的に学ぶ機会はほとんどないといっていい。例えば経験のない天下り院長は車の教習所に行かずに、いきなり高速道路を走るようなもので、ほとんど無謀だ。しかも必要なデータが無ければ、計器のない車の運転になり、危険極まりない。私が済生会に就職した 1989 年には初歩的であるがすでに部門別収支計算があり、部長レベルまでは公表されていた。現在でも部門別収支が出せない病院や出していても公表しない病院もあり、こうした病院は何を頼りにマネジメントしているのだろうかと不思議に思うのである。

　部門別収支は言うまでもなく各部門の成績表である。若いころの私は毎回数字を見てここがおかしいのではないか、どうして今月はこの費用が高いのかなどを経理に尋ねに行っていた。実際の数字から学ぶことは多い。客観的な事実の把握からマネジメントは始まる。数字の公表を嫌がる部長もいるが、プロ野球の選手が打率の公表を嫌がったら、もはやプロではなく草野球だ。多くのスタッフの生活が懸かっている仕事だから、成績表の共有は絶対的に必要である。

　院長になってからは半年間、事務長を兼務した。これにより、資金の動きや購買の在り方、予算管理、診療報酬制度、人事管理、事業計画の作り方などの詳細を学ぶことができ、副院長時

代とは圧倒的に異なる責任の重さをいまさらながら自覚した。当院の歴史でも紹介したが昭和30年代の苦しい時代を乗り越えた組織経験は、「赤字でも誰も助けてはくれない」という教訓として受け継がれている。すなわち自己決定、自己努力、自己責任の世界でありこれが我々のバックボーンになっている。

　これが官などと最も異なるところで、「医療だから赤字でもいいじゃないか」とか「医療で金儲けをしてはいけない」など全く中学生並みの経済感覚で語るひとも時に見受ける。そうした税で補填されている赤字病院で質の良いところは残念ながら殆どない。自立による事業継続は職員の誇りでもあり、それによって社会貢献も可能になる。税を食って質の悪い医療では社会貢献の意欲も落ちるだろう。10年ほど前、当院がある国立病院の移譲を受けた時にその財務内容を調べたが、人件費率がすでに80％を越えていた。職員をすべて採用するならば無償譲渡という条件だったが、看護助手で年収800万円を超える職員がいた。また、関西地方の自治体病院の財務も見る機会があったがボイラーマンで年収1,000万円を超える職員もおり、世間の常識から言って価値の創出に見合う給与とは言えないだろう。こうした「赤字でもよいとか金儲けはだめ」以前のガバナンスの欠如はいまだに残っていると仄聞する。赤字でもよいとする根拠に政策医療をやっているという理由をよくあげるが、先日ある公的会議の議事録を読んでいると公立病院の地域包括ケア病棟新設に対して医師会や民間から批判が噴出したが、市の幹部が「政策医療だ」と言い張るのを読んで唖然とした。一日単価32,000円前後の包括ケア病棟を高い給与の職員で運営したらますます赤字が増大するだろう。官の厚遇を抜本的に見直すか、可能な部分は民へ移管すべきだろう。

院長になって予算管理を理解したのち、月に1度の予算委員会を設置した。幹部だけでなく施設や情報システム、購買部なども交えて、キャッシュフローの動きや大きな支出、大型案件の支払いなどもオープンにして審議する。予算枠は決めるが何を買うかの優先順序は、採算性や性能、マーケティングなどを十分な検討時間をかけて行う。とくに当該科だけでなく、他の科も含めて議論し、院内全体での購入という形にして応分の費用負担も求めている。

　病院全体が関与して購入を検討することで、各部署が大型機器の使用に協力したり、効率的な運用を意識するようになると思われる。自分たちで決め自分たちで購入したのだから導入の責任の一端を何らかの形で担う、しかも自分たちの利益の範囲で買うとなればそれほど過大な要求は出にくい。新病院を作る時も、声の大きな幹部が特別扱いを要求して必要以上に広いスペースを確保しようとする傾向にあった。しかし、このスペースの光熱費、水道代、清掃費用、などを含めた維持費は総てその科に請求されるということがわかれば、コンパクトなスペースを効率よく利用するほうが費用負担が少なくて済み、その分を人件費に回すことができるので、過大な要求をすることはない。

　官の予算管理ではあらかじめ配分してしまうことが多いので、予算執行側は使い切るという性向が強い。だから余ると困る、どこか使い道を探すという行動に走るのである。東大の先生と研究費のことで話していると、文科省から「何か使い道がないか」と言ってくることも多いそうだ。多くは締め切りが近いので作文して出すという恐ろしいことを言われていた。予算の配分は金にまつわることで軋轢を生みやすいが、これを避け

るためには従来通りの配分を激変させないというのが官にとって安全だが、既得権として固定化してしまうという不公正の罠に嵌まり込む。大学への予算配分もあまりメリハリが効いているとも思えず、真に価値ある研究に資金が使われているかの検証もされていない。作文で研究費が取れるようではイノベーションは起こらないだろう。そもそも種もない砂漠に水を撒くようなものだから。

　財務管理はガバナンスの重要部分である。これを監視し適切に運営し公正さを確保するには、公表の原則とステークホルダーの牽制関係が必要である。JCI ではガバナンスの重要性が強く言われるがその基本は情報公開と牽制関係である。裏返せば、密室性や権力の集中は結果的にガバナンスの欠如、すなわち組織の劣化につながる。民主主義は政治の一形態であるが、公開と牽制が組み込まれている。もちろん意思決定が遅いとか、衆愚政治などの側面はあるが、このこと自体、民主主義の本質的欠陥ではなく、運用や民度の問題であろう。病院という組織も基本的には民主的に運営されることで健全性を保つのではないだろうか。

　＊　様々な組織犯罪や不正をみてみると、透明性の欠如や外部監査の不備が目立つ。財務と人事はマネジメントの柱であろう。この部分が健全性を失うと組織は瓦解する。日本ではガバナンスは十分理解されてないのが実情だ。

7. 変化に対応できる柔軟な組織

社会医療ニュース Vol.43　No.498　2017 年 1 月 15 日

　イギリスの EU 離脱もトランプ大統領の誕生も大方の見方を覆し「まさか」という結果だった。どちらも低所得者層の潜在的な「政治的不満」を既成権力層が読み取れなかったためだろう。しかも両者とも不満の矛先を外の敵に向け、責任転嫁でかわそうという手法が見え隠れする。今後、日本も含め変化の激しい時代になっていくことが予測される。しかも人口減という右肩下がりの構造は今後 2060 年あたりまで日本の社会に長く大きな影を落としつづけるだろう。医療界もまた例外ではなくこうした構造的変化の潮流に足元を洗われつつあるといってよい。さてどういった対応ができるのだろうか。

　当院の歴史を見てもいかに変化に対応して乗り切ってきたかがわかる。基本的に組織の存続基盤は社会のニーズにあり、ニーズが変化すれば組織のありようも考え方も変えなければならない。交通事故の激増した時期に救急をはじめ、心疾患が増えれば循環器を充実させ、脳卒中が増えればそちらに注力する、がんが増えてくれば外来がん治療センターを新設し、新しい放射線機器を入れ、ダヴィンチを導入するといったように対応してきた。「金儲け主義」などと妬み的に揶揄する向きもあるが、リスクを取りながらニーズを先取りする、すなわちニーズに合うからこそ、事業継続が可能で、結果的に収益が確保され、新たな取り組みができるのである。私が知る限り、定常的に赤字

で良い病院は知らない。良い病院はニーズに合わせた医療に転換し、結果的に普通は黒字になるのである。

　ニーズに合わせて組織を変えるのはそれほど生易しいものではない。とくにガバナンスの効きにくい硬直した組織では何かを変えることに対する抵抗が強く、変えることの意義を理解する前に、できない理由を探したり、変えたことで起こると予測される問題に対する過剰な解決策を要求したりするのである。要するに変えたくないだけである。変えることにはそれなりのリスクが伴うが、変えなければ当面、目に見える不都合はないので責任も発生しない。恐ろしいことにこうした「変えたくないマインド」は文化になり組織風土になってしまうことである。余談であるが、今回の地域構想の議論を聞いていても、行政側に変えたくないマインドが満ち溢れ、多くの人を集め多くの時間を費やしてつまり多額の行政コストをかけて「鼠一匹」の結果になりそうで、急激な社会変化に対応できていないと思う。

　こうした変えたくないマインドはなぜ作られるのだろうか。組織における変えるベクトルは問題意識、危機意識から始まり、職員のどこまでこうした意識を共有できるかは変化を運動に変えるひとつの鍵である。閉鎖的ヒエラルキー社会、官僚主義的組織では、まず無理であることはお分かりいただけるであろう。こうした組織ではすでに発言するリスクがあり、しかも権限と責任が必ずしも比例関係ではないので、権限が少ないにも関わらず責任だけを取らされるリスクも高い。ようするに「下手に動かないほう」が安全なのである。官や医師会の会議に出ると発言が殆どなく、シナリオ通りあるいはあらかじめ仕組まれたように審議が滞りなく進み、「ご協力ありがとうございま

した」という締めで無事に終了する。ここでは発言するだけで「物議を醸す」のである。私は常に物議を醸すほうであるが、そもそも発言しなければ何のために集まっているのかわからない。あまりのばかばかしさに最近は求められた時だけ発言している。

こうした発言しにくい状況は組織の劣化だけでなく社会の劣化に拍車をかけているように思える。この劣化を少しでも防ぐ工夫はないだろうか。一つは司会、あるいは座長の持ち回り制である。これは参加者全体に司会の機会すなわちまとめる責任が発生することで、発言自体もそれほど過激かつ無責任な方向へ行くのを防ぐことができる。形式的な互選などはやめたほうが良い。また、任期は原則守り、多くのメンバーに役が回るようにすることで参加意識や組織への愛着も生まれる。余人に代えがたいなどと言って、いつまでも居座り続けるのは硬直化のはじまりであろう。アメリカ大統領の任期は明文化されてないが2期8年を不文律としている。リーダーの任期としては適度であり、前政権の課題を整理し、解決策を提案しその結果を確認してつぎに引き継がせるという意味で、8年は適切だ。自治体の首長が4期も5期もやるケースがあり、大分県の姫島では61年ぶりの選挙が行われ、現職が勝ったが、その時のコメントが「選挙をやると軋轢が生じる」といった民主主義否定の発言だったので驚愕した。まさに私物化そのものであり、こうした長期政権は厳重に規制しなければならないだろう。同一選挙区からの親族の立候補禁止や多選禁止は、民主主義の基本である権力の集中防止には必要な制度に思われる。

国政を見ても歴史の教科書に出てくる名前も多く、選挙区が遺産として相続されている。最も私物化にふさわしくない政治

が「伝統芸能」よろしくファミリービジネスとして代々継承されているのである。ここに権力と富が集中し、階層格差や貧富の固定化を生じさせている。

このような状況を打破することが社会や組織の発展につながるだろう。まずは問題意識や危機意識の共有から始まる。悲観も楽観も必要ないのである。ただ、事実を客観視する冷徹さのみが必要である。イノベーションは自由な発想や発言、それを実現する風土や環境、異文化や多様性を許容する寛容さ、良きライバルに恵まれる切磋琢磨の環境が整えば、おのずから解が見いだせるのではないだろうか。

私事ですが、昨年11月末に、緑内障で緊急手術をしました。眼圧は下がりましたが、視力の回復は今ひとつです。今年は、独眼竜で行くか。

＊　変化を恐れていては進歩はない。リスクを取らないと改革はできない。新しい事へのチャレンジは失敗のリスクもあるが、ワクワク感もある。しかも成功からよりも失敗から学ぶことのほうが多い。

8. 組織風土を構成するもの

社会医療ニュース Vol.43　No.257　2019 年 6 月 15 日

　北方領土を戦争で取り返すという国会議員の発言と発想に改めて驚いた。確かに言論の自由は保障されており、日本国民は自由に発言してよいし発言すべきと思う。問題は中身と立場だ。今時戦争をしたら、どういう結果になるのかをイメージできてない。発言の主が東大法科卒で経産省の役人だったと聞いて、教育、官僚、政治家全体の劣化を感じた。この種の蛮勇の風潮が世界中にはびこり、戦争のリスクを増しているように思える。

　社会の風潮と同様に、組織の風土は、その母体や歴史、リーダーの在り方、組織の理念、職員教育、ガバナンス、コンプライアンスなどが背景となって形成される。例えば医学部も私立と公立では組織風土、校風が大きく異なるし、ガバナンスの在り方もまた異なる。患者や世間の見方も当然異なってくるのである。またリーダーの姿勢や幹部の発言が次第に組織の雰囲気を作り上げていく。前述の議員の党も本音では戦争をやってでも取り返すという雰囲気があり、組織内部ではそのような発言に寛容であったのだろう。

　風土づくりには組織の理念とリーダーの首尾一貫した姿勢が必要だ。短期間でしかも天下りの院長が頻回に変わるようでは病院の特徴を打ち出すことができない。首尾一貫とは理念や基本方針の継続であり次の世代に受け継がせなければならない。

一方で任期を越えて長く院長職にとどまると一定の風土は出来上がるものの全体的に硬直的な組織になってしまう。つまり変革を嫌う組織になり、世の中が移り変わってもそれについていけない状況となる。

　自ら変われない組織では制度が変わるたびにそれを後追い的に追随せざるを得ない。診療報酬の改訂などは唐突に表れるものではない。加算の廃止などもよく「梯子を外された」というような表現で語られるが、多くはある程度予測されたものである。先進的な病院や海外の事情を観察し学んでいると、おおよそ方向性は把握できる。社会が何を求めているかを素早く捉え、早めに準備をしておくと診療報酬の変化にも十分ついていけるだろう。当院ではパスが診療報酬の加算に加えられる前から取り組んでいたし、医療秘書も医師事務補助加算がつく以前から導入していたので、すぐに対応できた。梯子を外されたと感じるのは対応が遅く、加算の要件をクリアするのに時間がかかり、いざ加算が取れ始めたころには廃止や縮小の議論が始まって加算取得のための投資すら回収できない場合だ。そもそも加算が永遠にあると思うべきではない。遅れてバスに乗ると座る席はもうない。

　社会のニーズがどこにあるかは世の中の動きをじっくり観察しているとわかる。医療は人間を相手にする仕事なので、基本的に人口構造の変化に影響される。人口の大きさと密度によって必要な医療機関の数と機能が決まる。高度急性期医療機関は人口50万人以上ないと存立できない。急性期病床も人口規模3—4万人以上ないと職員の確保や病院の維持も難しい。とりわけ若年人口が急減する地域では人手の確保はますます難しくなり、慢性期、療養型の病院しか成立しなくなるし、やがてそ

の維持すら難しくなる。人口減のインパクトは3世代、つまり100年は続くだろう。こうした地域では長期的な視点で病床転換を考えておいたほうが良い。

　病院の歴史も風土に大きく関係する。当院は昭和30年代には倒産の危機を抱えていた。その後、必死で時流に乗り、ニーズに合った医療に集中することで現在の姿があるが、この苦境を忘れないように新入職員のオリエンテーションでは歴史を必ず紹介する。恩賜財団ではあるが基本的に外部の援助はないこと、自助努力以外に自らを救うものはないこと、職員が一致団結して働かなければ容易に危機になること、新たな取り組みをしなければ取り残されることなどを教え込む。こうした歴史への理解がないと、「今、うまくいってるのに何で変えないといけないのか」とか「新しいことに取り組んで失敗したら誰が責任をとるのか」など変えたくない人たちの言い訳探しが始まってしまう。これを説得するのもエネルギーが要る。自分の経験から言うとこうした変化を嫌い後ろ向きの発言をする人は組織や社会の将来を考えていない。次の世代のためを考えられない人たちでもある。

　経営の基本姿勢は常に緊張感をもってあたることで、根拠なき楽観や厳しい現実の隠蔽は禍根を残すことになる。少なくとも幹部はこうしたことを自覚しておかなければならない。自覚するためには事実を正確に把握しておく必要があり、毎月の収支を周知させておく。詳細なデータを提示して現場に考えてもらうのも当院の風土である。財政事情、保険事情が厳しくなる今、コストを考えずに医療を継続することはできない。医療の無駄を省くのも経済観念と言う風土のひとつだ。

　医療における働き方改革はほとんど手つかずできたし、医師

44

は別物で労働者ではないという風土が強かった。とくに当院では長時間労働だが一方で仕事が楽しいという人たちが頑張ってきた。しかしさすがに研修医や小児科医の自殺やストレスによるうつ病などが報じられると長時間労働を単純に風土と言ってすまされる時代でもなくなった。確かに仕事は独身のある時期は楽しいが、家庭をもったまま長時間労働を続けると家族が犠牲になりがちである。救急は医師の犠牲で成り立ってきたし、医師の犠牲は家族の犠牲でなりたってきた。家族を犠牲にすると子育てや教育が犠牲となり、結果的に社会全体が犠牲になり少子化に拍車をかけている。これが日本の現状ではなかろうか。この悪い循環を止め、正の循環に戻すには抜本的な対策が必要であろう。抜本的と言う意味は働き方というテーマが単純に時間だけで論じられるのではなく、社会の構造、経済の構造、医療の構造、日本人の価値観すべてを変えていくようなプランが必要と言うことである。しかも、人口減に歯止めをかけ増加に転ずるような大胆な案が求められる。さらに重要なことはこうした案を実行する気概が日本人にあるかどうかだ。

　病院や会社の風土は日本社会の反映である。このままではじり貧ということだけははっきりしていると思う。

　＊　組織風土はさまざまな要素でできるがやはりリーダーの役割は大きい。しっかりとした理念と持続する志が必要だ。

9. 人が組織風土を作り風土が人を育てる

社会医療ニュース Vol.45　No.528　2019 年 7 月 15 日

　老後資金は年金だけでは 2,000 万円足りない、自ら蓄財せよと金融庁から報告書が出たが、麻生財務大臣兼金融担当大臣は受け取りを拒否した。「年金は 100 年安心」などとリップサービスしてると、こんなことになる。見せかけだけの安心はいずれ崩れる。最初から、「このままでは十分な年金を確保できないので個人的にも蓄財に励むように」と言っておけば受け取り方も変わっただろう。それに麻生大臣は自分の年金などあてにするご身分ではないので、「ネンキン、受け取ってますか」の質問には慌てただろう。「オリャ、最初からあてにしてない」と啖呵を切ればよかったのに。

　リーダーは現場を知っておく必要があるし、現場は制度やマネジメントを知っておくべきだろう。病院でも「俺は診療するだけ、お金はそちらで考えてくれ」と言ったスタンスの医者が時々いる。岡田氏がよく言われるようにこの手の医者は「この病院派」だ。こんなヒトゴト派の医者は医療でもマネジメントでも成功しない。やはり組織は人で形作られる。そしてお金だけでなく情熱や遣り甲斐も人から作り出されるのである。

　だから風土や組織のカラーは教育の熱心さや人材育成から出てくるのだ。教育は単純に医師、看護師だけでなく事務系も含めたすべてのスタッフが対象だ。そうすることでチーム医療の意識も醸成されるし、医師だけが特別という意識も払拭できる

だろう。医師はリーダーたるべきで自ら特別扱いを要求すべきではない。立派なリーダーはむしろ犠牲的な精神、ノブレス―オブリージュを示せる人で、黙っていても周囲が自然に特別扱いしてくれる。長時間労働もこれをバックボーンにして成り立っていたが、労働法制上は労働者と位置付けられると、若い医師の意識も変わっていくだろう。今後は特別意識＝特別扱いではなくチームのリーダーとしていかに考えいかに行動するかが問われることになろう。

　働き方を変える最も重要なポイントは権限委譲によるタスクシフティングである。医療崩壊が話題になった10年ほど前、熊本県保険医協会で権限移譲に関してアンケートを取ったが診療所と勤務医の間では権限移譲に対する受け取り方が大きく異なった。多忙で長時間労働の勤務医は当然タスクシフトに積極的だったが、診療所ではあまり積極的ではなかった。確かに診療所ではそもそもタスクをシフトする相手があまり見当たらない。逆に雇用者として、すでにシフトすべき作業はシフトしてしまっているのかもしれない。またタスクの中身として中心静脈ラインの抜管や気管チューブの抜管などは通常診療所では行われない行為なので、あまり関心ごとでもないともいえる。人は関心ごとではないことに対し基本的に変化を望まない。

　人を養成するやり方は様々だが、官の2年交代制はその分野の専門家を育てるという意味では全く無意味だろう。本人たちも医療制度に精通していないのに保健医療計画を作る作業や医師の偏在対策などに追われるのも大変だ。だから殆どいつも前例を踏襲した作文に終わり、変わり映えがしない。たぶん2年では責任をもって変えることはできないだろう。その結果として、基準病床がありながら病床数やその構成は県によって無原

則にばらつき、いまや収拾がつかない。サイズの違いすぎる二次医療圏の再編が地域医療構想の最初にやるべき仕事だったが、この前提を失ったがゆえに地域医療構想は多くの県で暗礁に乗り上げている。

　ヒエラルキーを中心とした官の組織風土をまねてはいけない。自由にものを言えない組織は基本的に人を育てない組織だからである。また、ものを言えない組織はイノベーションを起こせる組織ではない。つまり変化に対応するための柔軟性を欠く組織でもある。様々な考え方の人間が集まること、すなわち多様性の確保された柔軟な組織風土こそこれから求められるものであろう。一党独裁の中国は監視カメラが張り巡らされた社会であり、そこからは物まね的寄せ集め的発明は出たとしても、オリジナリティの高い基礎研究から生まれる素材開発や新薬開発は体制が変わらない限り難しいだろう。

　一方で GE は教育熱心で知られた組織であり、自分も何度かクロトンビルでマネジメントを学び、アメリカの医療組織も実際に見てきた。もちろん絶対的に正しいマネジメントはないのだが、様々なアイデアを試しながら教育や研究が実績を作り誇りとなって次の世代を作り、継承されるという好循環は確実に健全な組織風土を作り上げる。アメリカの大学がランキングで上位に来るのは自由度と資金調達の容易さ、失敗を許す寛容さなどの風土が要因だと思う。だからこそ若い人には自分たちと異なる組織、特に海外を見に行ってほしい。

　当院も岡田氏のツアーやシンガポールのタントクセン病院との交流事業を通して、世界の医療がどのように動いているかを学び実感させる機会を作ってきた。自分の姿は鏡に映して初めてとらえることができる。つまり他者との比較によって始めて

自分たちの位置や姿が理解できるのである。こうしたことを多くのスタッフが経験し、肌で感じ取るとこれは参加していない人にも伝わり、徐々に組織の風土を変えていくことになる。今回の岡田氏のツアーにも当院スタッフが参加予定であったが、残念ながら中止になった。またの機会があったら LTAC やリハ専門病院、ホスピタリストなどの実情を学びに行きたいと思っている。

　世界の医療は常に変わっている。特に IT や IoT の導入によって医療だけでなく教育も生活の在り方も大きく変わっていくと予測している。これもまた新たな組織風土を作る要素になるだろう。AI が普及すると診断や治療選択も確実性が増すだろうし、人事評価でも人の感情が混じって起こるバイアスも減って、より公正なものになるかもしれない。とはいえ AI もデータを選択するのは人間であり、一応の解答を用意するのも人間なので、やはり最後は人間の質と言うことになるだろう。良い組織風土を作りあげそれを維持するのは難しいが、組織が常に公正性や透明性を重視しておれば、変化しながらもその時代に合った健全な風土ができるのではないか。

* 物事を理解するには広く世界を見て回り、いろんな意見や考え方があることを知ることが重要だ。ともすれば自分に見えている範囲が世界のすべてだと思い込みがちだ。

10. 組織風土 ―変革を好む土壌―

社会医療ニュース Vol.45　No.529　2019 年 8 月 15 日

　令和初めての参議院選挙が 7 月 21 日に行われた。投票は欠かさず行っているが、今回だけでなく次第に選挙そのものに興味を失いつつある。投票率が 48.8％と参院選では過去 2 番目に低く多くの人も同じ思いを抱いているのではと考える。つまり選挙自体が面白くないし、投票しても何も変わらないだろうというあきらめ感がある。選挙カーからはただうるさいだけの名前の連呼、テレビの政見放送はすぐにスイッチオフしたくなる一方的主張、無味乾燥で読む気をなくす選挙公報などなど、これでは時間とお金の無駄だろう。国民を NHK から守るという党が NHK で政見放送をするのも噴飯ものだ。ともかくも日本の選挙は盛り上がらない。アメリカのように候補者どうしが議論をする場があれば興味も沸くし、候補者の考え方やバックグラウンド、知識力、討論力なども推し量れる。政見放送の代わりに聴衆を集めてディベートをしてはどうだろうか。

　日本も含め世界の状況はそれこそ課題山積で、論点に事欠かないはずだが、選挙はなぜか静かに終わってしまった。時代の変化が激しい時期こそ、社会も組織も医療も迅速な変革が必要なのだが、相変わらず変えたくない人たち（既得権者）も多いようだ。

　そもそも変化が必要と言う認識がない、つまり問題意識がない場合は変革の芽さえ出てこない。済生会熊本病院は 1995 年

に現在地に移転したが、当時の平均在院日数は 17.7 日であった。全国平均が 20 日をオーバーしていたので、短いほうだがそれでも世界標準から言えば急性期らしくない病院だった。海外研修や海外の文献を見てやはり急性期を主体とする病院は 10 日ぐらいを目指さないと本当の意味の急性期医療はできないと知った。現在は 8 ― 9 日まで短くなっているが、それでも世界標準より長い。当時、須古元院長が在院日数の短縮を言うと、ある部長が「今でもこんなに短い。患者はもう少し長く居たがっているし、医師としても最初から最後まで責任をもって診るのがまっとうな医療だ」と反論した。たぶん今でもこういうスタンスの方はいるかもしれない。一見して正論のようだが、連携と分業による医療の質向上や、効率化による医療費の削減、世界の潮流などは視野にはない。要するに変えたくないだけだ。

　現状維持派には気を付けなければならない。今のままではダメなのだ。なぜなら現状で立ち止まることは、他が前進するので実態は後退であり、将来をだめにするという意味でも無責任なのだ。さらにダメなのは無関心派である。無関心は要するにどうでもよい派であり、無責任だけでなく有害である。無関心はほとんど無能を意味する。しかも変われないので教育投資は無駄になる。平等にまんべんなく教育する時代でもなくなったし、その余裕は乏しい。

　変わるためには、なぜ変えなければならないのかという問題意識が組織のどのレベルまで共有されているかが重要だ。この一環として幹部会議や中堅管理者研修などで問題を抽出し、優先順序を決める作業を行う。この時に必ずしも具体的解決策を提示する必要はない。現時点で重要な課題とは何かを抽出し共

有することが大事で、その解決ができるかどうかは次の話になる。

　解決の話になると必ず「そりゃムリ、ムリ」とか「誰がやるのか」とか「失敗したら誰が責任を取るのか」など不安をあおったり過度の責任追及をしたり、やりたくない理由、できない理由をたくさん考え出してくれる。こうしたやりたくない議論の最大の欠陥は対案の欠如である。

　特に日本人の議論に感じることは過剰な不安とそれに対する完璧以上の過度の対策を要求することである。日本で脳死下の臓器移植が普及しなかったのは「もしこれが起こったら」の対策をとことん求める風潮にあったと筆者は考えている。欧米では一応考えられる対策を立てても、そこから先は何か起こった時に考えるというやり方で、とりあえずやりながら結果を分析して前に進めるという方法だ。1986年、打ち上げ直後にスペースシャトル・チャレンジャーが爆発して乗員7名全員が死亡した痛ましい事故があったが、日本ならとりあえずすべて中止して計画自体がなくなったかもしれない。事故後レーガン大統領が「尊い命が失われたが、科学技術の進歩にはつきものだ」と述べ、詳細な事故原因の分析報告を行い32か月後には再開した。

　不測の事態は必ず起こるし、想定外は必ず起こる。なぜなら不測であり想定外だからだ。これを承知の上でリーダーは決断を下さざるを得ない。必ず的確な解決策が見つかるかどうかはわからないが、組織に柔軟性や多様性が確保されているほど、いわゆるレジリエンスは大きい。

　問題意識をもち、問題を抽出し、実行プランを立てたとする。ここまでは何とかできる。作家の塩野七生氏はギリシャ人の物

語（新潮社）でマケドニア王フィリッポス（アレキサンダー大王の父）の改革の実現において二つの点を指摘している。第一に改革を決めた当人の意思が揺るがず持続すること、第二に改革者の意図を理解し先頭に立って協力する決意と能力を持つ人に恵まれること。

　リーダーが明確な方向性を示し、それを理解し着実に実行する部隊が存在することが変われる組織の条件となる。的確で明確な方向性を示すには現在置かれている環境を正確に把握し、さまざまなシミュレーションを行い、データに基づいていくつかの計画を立て、実行しながら評価し、修正して実現に近づける。やはり最終的には人材と情報の質に行き着く。医療情報部は先見の明のあるリーダーが必要だし、これから重要な役割が果たせるだろう。感情や思いだけでは解決策にならない。もちろんデータだけでは机上の空論となる。客観的な事実に基づいた戦略とそれを現実に動かす情熱が必要だ。理論だけでは人は動かないし、理論的裏付けのない情熱だけでは暴走する。冷徹なリーダーと情熱的な実践家を組み合わせることで組織は変われる。だから私の標語はPassion & Strategy つまり「情熱と戦略と」だ。

＊　どこの組織も変えたくない人は多い。今のままでいいというスタンスなので新しい事には取り組まない。もちろん失敗もない。しかし、極めて退屈な人生を送ることになる。こうしたタイプは行政に多いようだ。だから変わらないし進歩しない。

第2章
ガバナンスを考える

1. ガバナンスとリーダーシップ

社会医療ニュース Vol.44　No.521　2018 年 12 月 15 日

　日産の苦境を救い奇跡のV字回復を成し遂げた、ルノー、日産、三菱の会長でもあるカルロスゴーンが有価証券報告書の虚偽記載で逮捕された。日本人経営者が全く持ち合わせない剛腕を日産で発揮し、見事な業績を上げたのは世に知られている。リーダーシップだけを取り上げるとゴーンは素晴らしいリーダーであり、日産を存続させ、会社の業績も回復させ、従業員の雇用も守り、世界第二位の売り上げを誇る巨大な自動車会社グループを作り上げたのである。

　リーダーシップはサルやゾウの世界でも必要な資質である。ボスザルは群れを率い、他の群れからテリトリーを奪われないようにリーダーシップを発揮して戦い、グループを守るのである。結果的に筋力の強いサルがボスとしてのさばることになる。ゾウは母親を中心とした母系制社会で、経験を積んだメスがリーダーとなり、水やえさを探したり敵を察知して警戒したりする。いずれもリーダーが弱かったり選択を誤ると群れの存続や生死にかかわることとなる。

　リーダーシップは数頭から 100 頭ほどの規模をもつグループの統率力である。動物は群れを作れるが何万何十万と言う集団の社会を作るのは人間だけで、これが巨大な建造物を造り出し、科学を発達させ、地球を支配する原動力となった。言葉や文字がない世界ではコミュニケーションに限界があり、集団の

個体数が限られてしまう。必然的に巨大な社会は作れないし、当然ガバナンスもない。サルが話し合いでリーダーを決めたり、じゃんけんや挙手で決めたりしている様子は今のところないので、サルの帝国やサルの惑星は当面できない。

　ガバナンスは人間社会だけの概念で、それも数百人から数万人、数十万以上といった大規模なグループを統制する力である。目に見える距離のコミュニケーションではなく、厖大な人員に対する文字や言語を介したリーダーシップとも言えるだろう。したがってガバナンスを語る時、それを裏打ちする文言、ルールといった人間社会が作り上げた法体系の理解が必要になる。つまりリーダーシップと違って、ガバナンスは規則、規範、ルールなど合意の上で作られた決まり事を根拠としているので、こうした文字で表された法を前提として、ガバナンス権限が付与されている。

　同じ人間集団でも暴力団などは正式な規約はないだろう（暴力団に詳しい方がおられたら教えてください）。かりに規約があってもそもそもの存在が非合法なので、そのルールも違法と言える。彼らに規則があったとしてもそれはお触れに近い。明確なリーダー選出規定がないので、強面や金の巻き上げ方がうまいなどが選出の基準になろうが、ときにピストルで撃ち合うこともあるのでやっぱりガバナンスはない。

　ところで日産におけるガバナンス体制はどうだったのだろう。今回もマスコミではガバナンスの問題が論じられていた。アメフトや体操協会などいわゆる素人集団に問われたガバナンスとは異質、異次元かつ大規模であり、定期的な第三者の監査もあり株主の介入もあるのに、見過ごされてきたという意味で、社会的にも重要な事件と言えるだろう。

ゴーンの場合、外部から見ても権力、権限ともに集中しすぎており、いかに倫理観があり立派なリーダーだったとしても、周囲から意見が言いにくい環境が出来上がり、自分自身で任期を延長するなどボクシング協会の会長と同じガバナンス違反がみられる。

　周囲の意見が入りやすくするためには牽制関係を構築する必要がある。例えば済生会熊本病院の院長は支部長が評価し、支部長は理事が評価することとなっており、相互牽制の仕組みが入っている。これは JCI 受審の時に導入したが一人に権力が集中しないように牽制機能がビルトインされたよくできたシステムである。もちろんこうした牽制関係も任期やメンバーが徒に長く固定されてしまうと、次第に形骸化して本来の権限が権力に変質してしまい、最終的に腐敗する。権力が集中したリーダーによくみられる傾向は、自画自賛、我田引水、コンプライアンス欠如などで要するに自分を客観視できなくなるのである。小さな組織ならまだしも、大きな組織になればなるほど社会に与える影響もおおきい。過去の自慢話ばかりするとか、公私の区別がなくなるとか、パワハラが目立つなどの症状が出始めれば、「そろそろ選手交代ですよ」と誰かが耳元でささやかなければならない。

　ゴーンの場合、二人の部下も一蓮托生なので、戒めるとか改めさせるよりも一緒になって不正行為に加担する構造であったかもしれない。ガバナンスを確保するためにはリーダーの姿勢が重要である。以下に自らが留意しているところを列記した。

1．　任期は厳格に守る必要があり、そのためには次の後継者
　　を育てておく事が肝要である

2．部下も任期を守り、虎の威を借りるようなことにならぬ
　　よう交代制にする
3．任期や権限は曖昧にせず必ず明文化し公表する
4．公私の区別を明確にし、とくに公金の流用は厳禁である
5．第三者評価を受け、相互牽制システムを作る

　「人は誰でも間違える」に付け加えるとすれば「権力は必ず腐敗する」と言う大原則であろう。長くその地位にあればあるほど自分の姿もまた周囲も見えなくなる。初めは大志を抱いていても時間が経てば志は失われやすい。うまくいけば自分の功績であり、まずい時は厚労省や政府、内閣が悪いという自己過大評価と責任転嫁は我々が陥りやすい罠だ。カルロスゴーンも高い志をもって出発しここまで来て、自らは変質したとは思わないだろうが、長い権力が周囲も変え自分自身も変えてしまうという事実をどう受け止めるのだろうか。
　今、ガバナンスが問われるのは、人類が長い時間かかって築き上げた人権思想や倫理観、平等、個人の尊重、法体系などを軽視するポピュリズムや自国第一主義、偽愛国主義などの風潮が世界政治に蔓延しつつあり、近代以降の民主主義的統治も危うくなっているという側面も見逃せない。ジャーナリストの殺害とサウジとの経済関係を天秤にかけるような大統領が現れる「ガバナンスの危機」の時代でもある。

＊　ガバナンスは人類のみがもつ、最高の概念だろう。

組織の理念と目標
そして４つのガバナンス領域

社会医療ニュース Vol.45　No.522　2019 年 1 月 15 日

　高速道路でポルシェを暴走させトラックが横転、運転手を死亡させたという記事があった。危険運転致死容疑で追送検されたが、医師とのこと。つくづく思うのは「学歴」と「学」は全く一致しない別物であることだ。臨床医をやっているといろんな患者像に接することができ、それぞれをじっくり観察すると勉強になる。田舎の農家のおじさんでもベッドサイドで読んでいる本や物腰、話しぶりなどをみると学の高さが計り知れる。人は見かけではない。学歴は学校を出ると付くが学は付かない。学は生きざまを表しているので、永年学び、苦労し、努力したその人の歴史がないと身につかない。学歴やポジションだけで威張るようでは人間として浅い。

　病院の理念も機能評価を受けるためににわか仕立てをしても、実体を伴わないと返って薄っぺらに聞こえる。個人的に違和感があるのは「優しさ」「ぬくもり」「親切」などの情緒的な言葉が前面に立っている理念だ。理念はそもそもこの組織がどういうことを目指しているかを語るものだが、具体性がないとその意味するところがぼやけてしまう。優しさやぬくもりは誰も否定できないし、それ以上でもそれ以下でもない。で、何をやる？となる。

　なぜ理念が重要かと言うと組織にとって何を中心的な価値とするかであり、コアバリューを明確にすることは対外的にも、

対内的にも重要だからだ。そして理念の実現にはガバナンスが絶対的に必要だ。理念に沿った一貫した基本方針、理念にそった実現可能なビジネスプランを策定し、それが透明性をもって健全に実行され、成果を上げているかを高い視点で見るのがガバナンスだ。目標のないところに努力はないし、あいまいな目標では組織の方向がぶれる。

　ホスピタルガバナンスは様々に語られているが、そもそもガバナンスが効きにくい病院が多い。多くが医師集団の診療部、看護師集団の看護部、薬剤部、検査部、事務部と言った職種別縦割り組織である。もちろん職種別組織は必要だが、実際の医療は内科でも外科でも、それに携わる多職種が参加して事業を行っている。事業部制と言ってもよい。臨床現場ではチーム医療が求められているが、チーム医療は職業別ヒエラルキーとは常にコンフリクトを生む構造になっている。しかもチームは最終責任が明確でない。例えばある部署で看護師によると思われる医療事故が発生した時に、第一責任は看護部長なのか当該部署の部長医師なのかという設問を考えてほしい。この場合、看護部長は、現場を常時みているわけではないので、全体を統括する医師部長に責任があると考えるのが自然だ。こうした事業組織上の責任範囲が明確でないとガバナンスが効きにくい。部長の医師は当該部署の安全対策や感染対策などの質管理をきちんとやる責任と権限があり、建前上にしろ、すべての医療行為は医師の指示のもとに行われることになっているので、看護師による医療事故とは言え、医師の罪は免れない。責任と権限は比例関係にあり、医療と言う事業を行うにあたっての医師の責任は重い。ガバナンスが効果を発揮するためには組織図上の権限や責任を整理し明記しておく必要がある。こうした明文化な

しにガバナンスの在り方を問うことは難しい。

　ガバナンスを効かせる道具立てとしての理念や基本方針が明確になり、組織図における権限や責任関係も明確になったとしよう。それでもガバナンスの概念はまだまだ曖昧でわかりにくい。そこでホスピタルガバナンスを4つの側面から考えてみたい。すなわち病院運営で最も重要と考えられる人事、財務、質管理、情報の領域でそれぞれガバナンスの在り方を考えてみた。

　いずれの領域でもすべて法と規則、ルールに基づくという前提を必要とする。昨今の働き方改革における諸問題も、永年の残業を常態としたルールに基づかない労使慣行に発しており、人事・労務管理上のガバナンス欠如と言えるだろう。特に年配医師は患者のためなら家庭を顧みず尽くすといった理念を持つ方も多いだろうが、これとても一般的な労働基準を守ってこなかった、あるいは守らせなかったガバナンス上の問題でもある。

　群馬大学の一件はやはり質管理におけるガバナンス欠如と言えるもので、院長や学部長といえども「科」の質管理に口を出せないという組織上の問題もあった。それ以前に質管理を担当するTQMセンターなどの横断的部署も明確ではなかったのだろう。

　財務に関しては院長が事務方に丸投げして殆ど関与していない病院もあるし、事務方が2年ごとに変わって財務上の長期戦略も十分に立てられないところもある。事務長とともに院長にとっても基本的な財務の理解はガバナンス上重要である。人事、財務、質管理は病院の健全な運営には必須のガバナンス領域と言えよう。

最後に、最近とみに重要になっているのが情報管理である。前述の人事も財務も質管理もすべてデータに基づいた客観的な情報の下で様々な判断が下されるべきであろう。ある病院の財務委員会は3か月に一度とのことだったが、この程度の頻度では財務の実態を迅速に把握し、方向修正をするのは難しい。3か月前の財務を過去形で検討しても得られるものは少ない。部門別収支計算なども正確に算出されてない病院も多く、これでは適切な指令も出せないだろうと思う。しかもこうした財務データを多くの職員が共有しておらず、病院の財務悪化をよそから聞かされるという状況になりかねない。

　人事も過去の評価や実績などのデータが無いと正確な判断を下すのは困難で、考課制度を入れても中間評価が増えるか、厳しすぎたり、甘すぎたりの評価で、人事考課の本来的な目的である人材育成につながらない。質管理も多くのデータを分析して、質向上に有効活用しなければならない。多くの組織がデータを持ってはいるが十分に使えていないところも多い。今後の診療報酬ではアウトカムを問われることとなり、正確なデータを出せなければそれだけで診療報酬も低減されるだろう。次号からは上記の4領域のガバナンスについて詳述したい。

　　＊　ガバナンスは人事、財務、質管理、情報に分けると理解しやすい。それぞれについて整理して考え抜くことだ。

3. 病院における人事ガバナンス

社会医療ニュース Vol.45　No.523　2019 年 2 月 15 日

　長い間、病院のマネジメントに携わったが、人事ほど難しいものはないとつくづく感じる。当然、相手のある話であり、価値観や、医療観、経歴、経験、家族、経済状況などが異なり、人事の裁定次第ではその反応や去就、事業そのものにさえも影響を与える。仮に官のような原則、年功序列人事であればあまり悩む必要はない。年功序列は年齢という誰しもわかる指標があり、実力の如何とは関係なく、順送りがなされるので、数年後の姿も読めるという安心感もあり、波風を立てず協調を好む組織にはふさわしい。ただ、現在のように技術革新が早く、新しい技術や考え方の変化に対応するには問題が多い。しかも高齢化と定年延長が続くと、組織を変えないというスタンスの幹部が増え、若い人のチャンスも奪いかねない。

　明文化と法治という概念がなかった日本ではガバナンスが生まれる土壌は乏しかった。江戸幕府の統治機構はよくできていて役人も優秀で明治新政府がそっくりそのまま継承したほどだが、270 年近く継続できたという意味で盤石ではあるが何より停滞的であった。

　人事のガバナンスを考えるときに必要な要件として透明性、実力主義、人材育成の三つを挙げたい。まず透明性の確保であるが、人事がどのようなプロセスで行われるかを文章化し明示する必要がある。つまりここでもガバナンスの要点は明文化で

あり人事プロセスを文章にしてみんなが理解できることが重要である。

　済生会熊本病院では一般スタッフの採用時は採用委員会、昇格時には人事委員会、医師のみは医師人事委員会を開催して、公平に議論している。実際、当該案件が委員の所属する科や部署に関連する場合はその案件だけ所属委員を外して議論することになっている。こうすることで一部の強い自己主張をする委員に振りまわされたり、無理やり賛同させられたり、意見が出ないなどの弊害を除去できる。もちろん増員や昇格にはそれなりの根拠が必要であり、ある年齢になったら自動的に役職がつくことはない。増員には事業内容の推移や実績が問われるので、ただ声が大きいだけでは認められない。つまり事業が拡大し、将来性が見込まれない限り増員はできない仕組みである。増員すれば事業拡大や収益が予定通りかのチェックも当然入ることになる。これを考えると現在の多くの大学医局の、来るものは拒まず、入局は多ければ多いほど良いというスタンスは個別利益が全体利益に優先しており、一般社会からも理解を超えた採用形態である。

　昇格の場合もその実力が役職にふさわしいかどうかを調べ、プレゼンをやってもらって審査する。この時も当然、過去の人事考課データが役に立つ。プレゼンは現在の部署の課題や、昇格後に取り組む課題などについて発表をしてもらう。準備が大変ではあるが、個人の勉強の機会にもなる。昇格も複数審査で最終的には管理運営会議で決定することになるが、ここで合格してもすぐにポストを得るわけではない。あくまでその役職相当の資格があるということで、ポジションがなければ資格給のみとなる。

医師の場合もそれぞれ昇格試験を受けてもらうが、自部署の課題と面接試験を通らなければならない。これもまた、忙しい臨床の中での準備は大変であるが、時には自部署や仕事の中身を高い視点から眺めて、再考の機会にするのも悪くはない。

　学閥や郷土閥を排するには実力主義的な人事が必要だ。最悪は世襲人事だろう。公務員の採用について以前、調べたが、親が教師である場合、子が教師に採用されやすい。公務員の場合は公正な採用試験を経るので、親の職業が影響することは少ないはずだが、事実は異なる。採用も厳正にしないと賄賂を渡したり、不公正な人事がなされたり、不祥事の頻発につながる。人材の劣化により社会の仕組みは健全性を失い少しずつ壊れていく。厚生労働省のずさんな統計や身障者雇用水増しは歴代見過ごされてきた。ガバメント自体にガバナンスが失われていく事態であるが、ここでも定められた規則通り公正にやることだ。医学部入試も多額の寄付金や情実入試が昔から問題になっているが、最終的には医師の質や医療の質にかかわる問題であり、その組織自体も劣化していく。

　最後に最も重要な人材育成について述べたい。先日、国立大学病院の幹部職員の研修でガバナンスの話をさせていただいたが、そこで事前にアンケートをとると幹部が最も課題と考えているのが「人的リソースの不足」であった。特に事務系職員の２年足らずの異動で専門的な職員が育たず、コアの部分も含めアウトソーシングせざるを得ないと嘆いておられた。確かにこれは日本の官における人事システムの最大欠陥といえるだろう。国や自治体の幹部にこの事を質問するとよく「総合的に把握でき何でもできる職員を育てる」という返事が返ってくる。ほんとうだろうか。

外から見る限り、官のとくに事務系の職員の人事戦略は正直言って見えない。２年ごとの異動にしてもその領域に関連がないことが多い。医療関係の前職が土木だったり、農林関係だったりするが、これでは何年回ってもプロにはなれないだろうし、やりがいも乏しい。人的リソースは当然、数だけではない。事業に必要な人材を継続的に戦略的に育てない限りリソースは充実しない。現場で人材不足を嘆く幹部は多いが、どれだけ教育を戦略的にやっているのだろうか。前述の官が「総合的」育成というが、関連性がなければむしろ分散的である。何でもできるのも良いことだが、求められる領域が広く深くなっている現在、そうした人材を養成するのは難しい。

　医療職に求められる人材は、まず医療現場の人、モノ、患者、お金の動きやフローを一通り理解しておくことだ。これには現場での研修で２年はかかるであろう。次に将来、事業に必要な人材は何かを考えることである。これからとくに必要とされる領域は質管理、情報管理、労務管理のプロで５年ほどはかかるだろう。これらの領域はそれぞれ関連しているし、まだまだ人材が薄い。ただ、これから医療現場に求められる重要な領域であり、教育体制も含め戦略が必要である。

＊　やはり組織は人で決まる。世襲や年功序列では良い人材が育たないし、入ってこない。人事は多様でかつ公正であるべし。

4. 財務のガバナンス

社会医療ニュース Vol. 45　No. 524　2019 年 3 月 15 日

　厚生労働省の毎月勤労統計の不正が 2004 年ごろから行われてきたと報道され問題となった。名目賃金指数は従業員 5 人以上の企業を対象に全数調査を行うとされる。東京都では実際には 1/ 3 程度のサンプル調査を行っていた。名目賃金指数を実質消費者物価指数で除すると物価変動分を除いた実質賃金の動きがわかる。確かにサンプル数も問題だが「調査票を配って記入してもらう」やり方はどうなんだろうと思う。エコノミストにはそもそもこうした調査に信頼性が置けないのであまり重視していないという意見もある（安達誠司氏： gendai.ismedia. jp/articles/-/59586）。ビッグデータの解析が進んでいる現代で、配布と記入による調査は素人がみてもはっきり言ってダサい。そもそもスマートではない。もっと言えば結果を出すのに相当の時間がかかるので、迅速な判断には使えないし、完全に昔の話になる。国税庁はサラリーマンの毎月の納税額をほとんどデジタルで把握しているだろうから、そうしたデータを利用するほうが実質賃金も自動的に出せるのではないだろうか。

　このニュースを聞いていて、どうせ利用されないデータを集めるほうもやる気は出ないだろうと思った。病院でも財務のデータを出しているところは多いが、あまり活用されていないようだ。原則論を言えば財務データもできるだけ早く分析し、収入だけでなく収支と経常利益も算出し、できれば可視化して

経営層に見せなければならない。とくに赤字の月は重要だ。その原因がはっきりしておれば対策も打てるが、構造的なものならじっくり分析して戦略を立てなければならない。当院では前月の部門別収支計算は当月半ば過ぎに出る。遅くとも月一回の部長会議前には速報値が出るので、多くの部長は自部署の収支を把握したうえで会議に臨むことになる。

　財務の公表はガバナンスの原則である。どの範囲まで公表するかは組織の成熟度、職員の信頼度などによるだろうが、幹部でなくても自分の勤める組織が財務的にうまくいっているかどうかぐらいは知っておくべきだろう。ある講演でガバナンスの話をし、帰り際に病院の経理担当の方から個人的にご質問を頂いた。表立って質問できない事情もあったのだろう。病院の実態を知らせたいが、収支の内容を幹部に公表しないように理事長から指示され困っているとのことだった。組織は様々な事情を抱えており、公表することで軋轢が生まれたり転退職の引き金になったりと様々な心配はあるだろう。しかし最悪の事態は、隠していた財務の内容が隠し切れなくなり、突然明るみに出たときには手遅れという状況だ。早く分かっていれば何とかなったというものがほとんどだ。原則、公表し悪いニュースも共有することで、みんなで早めに対策を練ることもできる。公表すべき理由のもう一つは日本の医療費が殆ど公的資金つまり保険料と税に由来することだ。そういった意味で諸外国のプライベートホスピタルとは意味合いが異なる。つまり日本では民間と言えども公的存在であることは間違いない。

　財務、とくにガバナンス上、重要なデータは部門別収支の正確な算出である。この収支を出してない、あるいは幹部に公表していない病院が見受けられるが、これなしにほとんどマネジ

メントらしいことはできないだろう。速度計もなく高度計もない飛行機を操縦しているようなもので、しかも視界はだんだん悪化している。人口が減少するということは医療需要が減るということを意味している。医療需要が減るとやっていけなくなる部門、科が当然出てくる。特に急性期医療需要は厚生労働省やその他の推計でも受療率や在院日数が一定という前提で予測されており、実態としては急速に減っていることは肌で感じられるだろう。これに対して在院日数を伸ばすことで見かけ上、影響を薄めても将来性はない。今やるべきことはダウンサイジング、集約、統合である。つまり需要が減り供給過多になり、必然的に構造的不採算になっている事業の整理を優先させるということになる。

　事業の整理を提案すると必ず出てくるのが「地域に必要だから」とか「ないと困るから」という反論である。一般社会から見ればこの反論はおかしく聞こえる。地域に必要で、なくては困る事業がなぜ赤字なのだろうかという疑問に正確に答えられない。そこで次に準備されている反論が「赤字でも必要な医療はある」というものだが、残念ながら「赤字でも必要な医療とは具体的になにか」という質問にも十分な答えが用意されてない。重症熱傷、重症感染症、隔離の必要な特殊感染症、重症外傷などで主に集中治療系などの消防的医療で規模の大きな都市型病院の守備範囲しか筆者は思いつかない。もちろん小児や周産期医療、救急医療なども挙げられるが、どこでも赤字という医療ではない。病態によっては総合医や家庭医でカバーできる領域も多い。

　様々な病院の部門別収支をみると皮膚科や歯科などのマイナー科で、人員が少なく非常勤で維持しているというところが

多い。当然、地域の開業医などと競合することも多々みられる。特に自治体病院では医師の給与は安くても他の職種の給与が圧倒的に高くて、これを維持するのは難しい。職員にとって必要かもしれないが、地域に必要な医療でもないし、なくては困る医療でもなさそうに見える。ちなみに歯科診療所は二次医療圏で見ても人口当たりの数がぴったり比例し、すでに飽和状態といえる。

　ガバナンスとはこうしたデータを分析して正しい道を探すことでもある。正しい道とは社会が求める価値ある事業であり、それを事業計画に盛り込み実現していくことである。

　戦後、日本の社会がシャッフルされ、民主主義や人権思想などが憲法上も明確になり、制度や政府の体制も一新されて出発した。ただ、戦後75年近くを経て、人々の考え、価値観も変わり、制度も法律も医療提供体制も疲労しマッチしなくなっている。ガバナンスの基本はまず規則通りやること、その結果を公表すること、それを分析して社会が求める形に変えていくことだ。日本ではまだまだガバナンスは十分とは言えない。

　＊　医者がお金の話をするなと言う医師が時々いる。もちろん医療費が潤沢で国が豊かならあまり気にしなくてもすむが、現実はそうではない。もちろん金があればなんでもできるわけではない。しかしお金がなければほとんど何もできないのも厳然たる事実だ。みんなのお金は大事に使うべし。

5. 情報と質管理のガバナンス

社会医療ニュース Vol.45　No.525　2019 年 4 月 15 日

　いまや、データを活用できなければ、それだけで事業リスクを生む。現在のように新たな技術革新が次々に生まれ、変化のスピードが速ければ速いほど迅速で大量のデータ処理能力が求められる。 1 年前にワシントンへ行く機会があり、医療データの分析や活用について意見交換する機会を得た。ジョンホプキンス大学傘下の Sibley 病院と NIH の一組織である NCHFH（National Center for Human Factors in Healthcare）とジョージタウン大学病院の 3 か所で電子クリニカルパスや電子カルテのデータ抽出について話をした。クリニカルパスはアメリカ生まれであるがアウトカム志向のパスは未だ電子化できていない。日本だけがパスの電子化に取り組み、データが取れるようになりつつある。アメリカでクリニカルパスというとアルゴリズムもしくはプロトコールが提示される。前者は意思決定のツリーであり、後者はタスクを並べた予定表である。アウトカム志向すなわち患者目標を設定してそれに合わなければバリアンスとして収集し解析するというカレンザンダー以来の考え方は失われているようだ。この点は日本のほうが進んでいると言えよう。

　質を改善するにはデータが必要である。データを抽出するには入力制御が必要である。と言うことはカルテを個々の医療者が勝手に書いている限りアメリカでも日本でもデータにはなら

ない。この点はアメリカでも大いに悩んでいるところである。医師やナースが今まで比較的自由にかいてきた記録では効率の良い質改善にはつながらない。カルテを勝手に書かないようにするためには構造化文とガバナンスが必要になる。ここら辺はややマニアックになるので、興味のある方は日本クリニカルパス学会のホームページを参照いただきたい。

　医療における情報ガバナンスで重要なことは記録の体系化である。患者中心と言いながら記録はまだまだ医療者中心でばらばらに書かれている。大学でも各科ばらばらな仕様でカスタマイズされ、標準化がなされてない。多少の宣伝になるが今回 AMED の支援を受けたパスの利活用の事業では標準化と入出力および格納の規格化が前提になる。データが迅速に大量にとれるようになれば AI が医療分野の決定支援に活用される時期は近いだろう。

　現場に標準化の必要を説いてもなかなか乗らないのは、今までのやり方を変えなければならないからである。これは抵抗感が強い。「データを取るためにカルテを書いているのではない」という意見もあるが、カルテは最終的には医療の質改善につながり患者のためになるのが目的だ。情報ガバナンスは個人情報保護だけではなく、情報を活用して新たな価値を生み出すように仕組みを作ることがさらに重要だろう。そういった意味ではデータは経営だけのものではなく質管理に使わなければ価値は生まれない。

　質管理は経営戦略上の最重要課題である。JCI で求められる IPSG（国際患者安全目標）や QPS（品質改善と患者安全）、PCI（完全の予防と管理）、SQE（スタッフの資格と教育）などは質管理では最低限必要な項目であり、こうした項目に関しては最高意

思決定機関である理事会に対して報告義務が課されている。と同時にこのような基準がきちんと現場で行われているかを監視、確認する必要があろう。例えば鎮静は命に係わる事故が多いので、5分ごとの観察と記録が求められている。最後のSQEはスタッフの臨床能力の把握と教育の項で日本ではほとんど無く、個人的にはこれから最も重要と考えている。パスで医療のプロセスを標準化し、バリアンスに対してAIが最適な治療プランを提示できたとしても、最後に残る技術の部分は実際にそれをやるスタッフの熟練度によるからだ。パス大会を20年有余2か月ごとに総計123回にわたって行い、様々な分析をやって標準化を図りベストプラクティスを追求してきた。自分なりに結論を出すと、最良の術前評価、周術期管理、術後管理を行ったとしても手術がだめならすべてだめだ。治療がうまくいくかどうかは手術の技量がどの程度かにかかっている。そして手術の技量は本来の器用さや症例経験数、とくに直近3年間ほどの症例経験数がどれくらいかによると思う。患者心理から言っても上手な術者に手術してもらいたいというのは当然の希望でもある。

　手術の腕は経験数とともに経験密度にもよる。体で覚えるべき技術はある期間、繰り返し繰り返しの学習が重要である。5年間に100例の術者と2年間で100例の術者の熟練度は当然後者のほうが勝る。外科の初心者が多くの症例数を経験できる病院に集まるのもそういった意味で言えば合理的な選択だ。つまり手術という技はある時期に集中してトレーニングを受けなければ身につかない。自転車の練習を月に1回では何年たっても乗れないだろう。1か月毎日練習したほうが上手になるし、忘れることはもはやない。私事で恐縮だが透析に使われるシャン

ト（ブラッドアクセス）の手術は 4,000 例近くやった。後輩の教育法は動静脈剥離までもしくは開始 15 分で行けるところまでさせて、コア技術である血管吻合は術者がある水準に達するまでは自分がやるという指導法をとった。

　残念ながらわが国では外科医の修練密度は低く、突出した術者が時にいても全般的には低いと思われる。それはセンスがないとか器用さがないとかではなく、教育方法に問題がある。まんべんなく手術ができる必要はないだろう。とくに難易度の高い手術やまれな手術はその地域に数人の術者を育て継続するなどの方法が望ましい。医局の人事で都会にいたから今度は田舎へなどといった短期間の異動は優秀な術者を育てることにはならない。

　内科系でも侵襲性の高い治療、例えばミトラクリップやTAVI なども集約しプロの術者を養成したほうが安全で質は高い。ただうまくなればなるほど患者が集まり、忙しくなる傾向になるので、特定の術者は診療報酬上の評価を与え、後継者の育成にあたらせるなどの工夫も必要だろう。現状だと経験はあるが自信はない医者を多く育てるだけだ。

　　＊　技術進歩で手術の在り方は様変わりした。昔の前立腺摘出術は出血が多く、術後管理も大変だった。ロボット支援の手術では出血が殆どないのと発熱、痛み、血尿も殆どない。患者も術者も看護師も楽だ。あとは手術時間をいかに短くできるかだろう。
　　技術教育は系統的に合理的に行うべし。

遅ればせながら
自己紹介を兼ねてご挨拶

社会医療ニュース Vol.44　No.510 号　2018 年 1 月 15 日

　昨年の熊本地震を機に拙文を寄稿させていただいているが、学会や講演の折に「毎回、読んでいますよ」とか「面白かった」などと声をかけていただいたり、ご丁寧なお手紙を寄せていただく方もいたりして、うれしいやら恥ずかしいやら、少し複雑な気持ちになる。読者の方々とより親しくなるために、ここらで自分の紹介をしておいたほうが何かと良いだろうと思いながら、ご挨拶がてらに書いている。自分自身も本を読むときには初めに著者の経歴などを一通り読むことにしている。なぜなら、人はそれぞれの意見を持ちながら、また各々異なったバックグラウンドをもって文章を書いているわけで、読むほうとしてもどういう考えのもとにこんなことを書いているのか、あるいはどういう立場で書いているのかなどを知っておくと、理解が深まると考えたからである。私は 1949 年、北九州の産でフォーティーナイナーズ 49ers　と自称している。これはもちろんアメフトの SF49ers からきているがカリフォルニアでの金鉱発見以後、最初に一攫千金をめざして全米から集まった夢多き、そして山師がかった 1849 年ごろの金鉱探しから来ている。実際に夢をつかんだのは初期に金鉱を見つけた人達が殆どで、大半の連中はなけなしの金をすべて失うこととなった。チャンスは早いうちにつかむ以外にはない。

　かつて北九州は重工業地帯で父親は八幡製鉄のサラリーマン

だった。小さいころから喘息があり、母親に連れられてよく製鉄病院に通った。秋口に運動会の練習を休んでゼイゼイいいながら小学校の坂を登っていた記憶がある。病院にはどっしりとした石造りの玄関があり、さすがに昔の「官営八幡製鐵所病院」の威厳を残した立派な病院だった。当時は知らなかったが道を挟んですぐ近くに済生会八幡病院があり、高校生のころ見舞いに行ったら木造だったので驚いた記憶がある。

　東大入試が中止になった1969年に熊本大学に入学したが、熊大も荒れており9月まで講義もなく、剣道や車の教習所通いなどをしていた。秋風が吹き始める頃、さすがにこんなことで本当に医者になれるのかと不安に思った。剣道は頭部打撲のゲームで頭には良くないのと、とにかく小手や竹刀は奨学金で暮らす貧乏学生には高額で、要するに直接経費が掛かり過ぎた。そこで芸術の秋になった頃、頭を打たれるのはやめて、父親に入学祝として買ってもらったフルートのレッスンに通うこととした。初期投資は済んでおり、維持費だけなので卒業まで続けることができ、現在も趣味としてやっている。

　当時の学園闘争の影響もあってか、社会問題にも関心を持ち、水俣病も少しかじる程度に参加した。とにかく親戚縁者含めて医療関係者が皆無という環境で育ったので、医師の卒後教育や医局制度、働き方などにはほとんど予備知識もないまま1975年に卒業し医師免許を取得した。医師の誰しもが初めに感ずるところだろうが免許をもらった途端に「センセイ」となり、そう呼ばれると誰のことかと後ろを振り返ったり、何の実力もないのにと思ったりで多少の違和感を感じた。この違和感は次第に消えてしまった。

　泌尿器科に入った当時、大学にローテーションを求めて交渉

していたが、実際にローテーションとして他科を回ったのは2人だけだった。これが熊大の最後のローテーションとなった。大学を卒業してこれから人生の大半を費やすだろう専門科をすぐに決めるのは難しい。学生時代にならう学と医師となって実際にやる業は本質的に異なる。医療関係者に殆ど知り合いがない場合、科の選択はほとんど先輩後輩や部活の関係ぐらいしか理由がなく、一生やるという意味の選択は「間違いだらけの医局選び」となりがちだ。今のように各科の研修を経て専門科を選択するほうが間違いは少ない。今どきの学生が救急や当直が少なく、ワークライフバランスがよく実入りもそれなりという科を選ぶのも2年間の研修中に実態をつぶさに見ることができるからである。逆に外科系のように救急も当直も呼び出しも多いような科は働き方を変えないと敬遠されるだろう。研修医制度で医局制度が壊れたというような批判を聞くが、日本の医局制度のほうが世界的にも社会的にも異様であり、早晩、壊れていくだろう。

　泌尿器科は主に高齢者を対象とした尿路疾患を扱う外科領域と、透析などの腎不全分野の内科領域も学ぶことができた。2年の研修医を経て4年間大学院へ行き、その後大学に勤めたが1986年から2年弱アメリカ留学の機会があった。公務員の立場で留学できたので幸運だったし、日本という国を外から眺めるよい機会ともなった。この留学経験が自分の人生観や世界観を大きく変えることとなった。

　1986年4月にミシガン州アナーバーのミシガン大学腎生理学教室で研究を始めた。その研究環境の圧倒的な差に驚き日本では研究らしい研究はできないと悟った。日本では試験管を洗い、動物の世話をやり、生活費を稼ぐためバイトをするなどミ

シガンに比べれば雲泥の差だった。しかし家族との時間は留学している頃のほうが十分とれ、幸せな米国生活で、正直、帰りたくなかったのも事実である。だが恩師である教授の病気と学会のために早めに帰国し、気ぜわしくストレスの多い日本的環境に戻った。

留学中はゆっくりと研究ができ、本来の論文の精読や執筆に時間を割くことができ、この点でもアメリカの裕福さを感じることができた。また多様な価値観を認め合うことや、人生を楽しむ姿勢、自由の大切さなどを学んだ。一方で、人種差別や貧困格差、暴力的な社会という現実も目の当たりにし、日本ではあまり顕在化しない社会のひずみも肌で感じることができた。

1987 年の年末に帰国し、大学で後輩の指導や学会の準備などをやっていたが、翌年、恩師が亡くなったことと、済生会で世話になった部長の末期肺がんも見つかり、いよいよ大きな決断をせざるを得なくなった。1989 年、新しい教授も決まったこともあり、済生会熊本病院にお世話になる事となった。年の暮れ 12 月 1 日付で採用されたが、次の日 40 歳を迎え、済生会での医師人生が始まった。

＊ 医者になる必然性はなかった。親戚縁者も医療関係は皆無で、右も左もわからぬ素人が医者になってみたら、一般社会とかなり異なることに気づいた。本書はそうした視点でお読みいただければと思う。

第3章

永遠の課題としての
教育論

1. 教育は最大の投資 —行き着くところは人—

社会医療ニュース Vol. 43　No. 499　2017 年 2 月 15 日

　質向上は医療という事業での最強の戦略であると思う。当院は 1995 年に熊本市南部の地に新築移転し、早 22 年経った。この間、一貫として追及してきたのが医療の質であり、パスも TQM も電子化も、まさにこの一点に集約される。こうした質改善活動は長く地道な努力を要し、一朝一夕にはできない。体制作り、新しい考えを受け入れる風土、そして何より、活動を実行し継続する人が最重要である。つまるところ限られた資源を有効に活用して、いかに良い医療を提供するかを常に考え続け、苦心惨憺する人材の確保と教育に行き着く。評価の話でも少し触れたが、職員の評価をお金に換えるのは簡単だが同じ額を支給してもこれは価値が漸減する。私が最も重視している代価は「教育の機会」である。評価の高いスタッフに様々な研修やセミナーに参加する機会を与え、それが成長につながり組織にフィードバックされれば価値は倍加する。だからこそ教育は最大の投資なのである。

　とりわけ、若い頃の勉強の質、量によってその後の伸びは大きく変わってくる。この時期を無為に過ごすと、30 才にはすでに人生の敗りがあらかた確定してくる。30 才までは愚かなことは一切してはならない。そして 40 代になると人生経験の厚みや知恵が増し、もはや愚かなことに手を出す事はなくなる。誰しもそうだが若い頃は楽しい時期を過ごせる。なぜなら

体力も時間もあり、そして限りなく無責任であるからだ。だからこそ、この時期に自分の基本的な世界観、人生観が確立されると思う。人を変えるのは「病気」と「読書」と「旅行」だろう。最初のは不要としても後ろ二つは必要で、しかも努力で何とかなる。自分自身を振り返ると 30 代半ばで米国留学した経験がその後の人生に大きな影響を与えた。生活習慣や風土だけでなく人々の考え方つまり価値観の相違は衝撃的であった。2 年間弱、ミシガン大学にいたが、研究の傍ら、様々な所へ行き、様々な本を読み、様々な人種の人と出会った。民主主義や人権思想などを日常の生活から実地に学び感じる良い機会であったし、何より多様な価値観に対する寛容さと理想主義はアメリカの発展の原動力であり、チャンスがあればアメリカンドリームを実現できる敗者復活の世界を垣間見た。現在のトランプ政権の自国中心的な、反知性主義的な姿勢とは対極にあったかもしれない。

　若いスタッフの研修に参加し、講義をする機会もあるが、最近の若い人が読書をしないのに驚く。新聞さえ読んでない者も多く、こうした若者と日本の将来の暗さを危惧するところである。どのようにして情報を得ているかを聞くと大半がネットであり、その情報は早いけれども深さはない。タイトルだけつまり見出しだけ読んでいるようなもので、内容を深く理解したとは言えないだろう。結局、若いときに狭い価値観を形成すると、狭い価値観が非寛容と無理解を生み、自己中心的になる。金魚にとって金魚鉢は狭いながらも完結した唯一の世界である。金魚にとって金魚鉢以外の世界は考えられない。若いときの不勉強、未経験はこうした限界的小世界を生んでいるのではないだろうか。ここで金魚が飛び出して池に放たれれば、世界は全く

違って見えるはずだ。

　我々の病院では1年目、3年目、6年目と研修があり、さらに幹部研修や通信教育支援、英会話支援もあり、海外研修も多い。また、イギリス連邦の国々からボランティアの若者を受け入れており、彼らとの交流により異文化に触れ、価値観の違う世界を知る機会も作っている。熊本で生まれ熊本で育ち、熊本で働きそして死ぬ。なんと狭い世界であろうか。19世紀まで人口の95％は半径20km圏内で人生を終えていた。今や、世界のどこでも行ける時代だ。若いときに世界を見て回ることは決して悪いことではない。金魚が大海に出れば鯨になるかも知れない。

　若いスタッフの研修では20人から30人単位とし、様々なテーマで直接、対話する形式をとっている。こちらからも積極的に質問し、彼らの悩みの相談も答えている。こうしたコミュニケーションの機会は少ないので自分にとっては若い人との貴重な接点でもある。初心者向けの研修では仕事の段取りや優先順序の決定などいわゆる「仕事術」を講義したり、時間の使い方を教えるタイムマネジメント、整理術、プレゼンテーション術、コミュニケーション術、交渉術など実用的な話をすることにしている。自分自身は誰かから習ったと言うより、本を読んだり自分の体験から少しずつ身につけてきたことだが、若い頃から習っていたら、仕事のやり方ももっとスマートだったかも知れない。

　時間の使い方を考えると日本の労働生産性はアメリカの62％程度なので、まだまだ工夫の余地がありそうだ。研修で「無駄な時間はないか」と聞くと多くのスタッフが無いと答えるが、細かく分析していけば実際にはかなり無駄があるだろう。

無駄が多いので残業が発生する事も多いかも知れない。政府は働き方改革として残業を減らすべく、様々な手をうっているが、単に残業の問題だけで無く、効率的な仕事つまり生産性をもっと議論した方が良い。電通で若い子が自殺という問題が単純に長時間労働だけの問題だろうかと思うのである。なぜなら自分の若い頃は「残業」という意識より、早く仕事を覚えたいとか手術が上手になりたいとか、学会でこういう発表をしたいとか、負荷はあってもそういう自立的な，情熱的な動機が背景にあるので、寝泊まりして患者を診ても「残業代くれ」という要求にはならなかった。

　医師というプライドもあり裁量権の大きな仕事だから働き方についても一般の労働者と違うというのが、今までの医師の認識であった。実際、医局の結婚式では教授が挨拶で新婦に「医師と結婚するのだから、旦那が遅く帰ろうが、早く出ていこうが文句を言ってはいけない」と必ず釘を刺していた。これを聞いた弁護士が医師といえども法的には労働者だと言い放ったので、ずいぶん変わったものだと思うと同時に、情熱とか献身とかプライドなどはどこへ行ったのかと寂しくなった。飛行機内での人命救助にも労賃を要求する医者が現れるかもしれない。

　＊　働きかた改革は過労死の論議から始まったのに、年間1,860時間を許容した形で現状肯定的である。高度技術習得のために1,860時間も残業させる国はないだろう。教育は時間より密度だ。過大な残業が必要とすればそれは教育の要領が悪い。

2. 地域を含めた教育システム

社会医療ニュース Vol.43　No.500　2017 年 3 月 15 日

　1995 年に新病院を建て、市の中心部から南部に移動し、当院に入職した新人に対し救急の初期対応を教育する「済生塾」を開いた。自分が言い出しだったので、初代塾長としてプログラムを作り講師を選定した。講師は総て院内の医師が当たり、テキストも自前で作ってスタートした。新人看護師や検査技師、栄養士、臨床工学士などに外傷や胸痛、腹痛の診断と治療など症候に応じた基本的救急処置を、土曜日を使って数回シリーズで講義を組んだ。

　周辺の医療機関へ転院していく患者の不安や心配は済生会の治療が継続されるかどうか、ある程度のレベルで治療が行われるのか、緊急時はどうなるのかなどが大きい。これはいわゆる「顔の見える」連携程度では不十分だ。顔が見えても治療は見えない。連携パスに取り組み始めたのは 2000 年頃からで、当時は自院のパスは作れても連携パスまではなかなかできなかった。院内の標準化さえ困難なのに、他の医療機関とパスを作って運用するのはさらに難しい。おまけに連携先の医療レベルは様々である。こうした状況を考えて、済生塾を地域の連携医療機関にも拡大し、新人の救急教育を一緒にする事になったわけである。

　連携医療機関との全体会議では様々なテーマに取り組んできた。救急医療の乱用の問題や、胃瘻の是非をめぐる問題、事前

指定書、平穏死、地域包括ケア病棟、病床機能分化など様々だ。連携会議というとよく顔の見える連携の推進とばかり、一緒に飲み食いすれば顔も見えるだろうと、薬屋のスポンサー付きで宴会をやっている医療機関もあるが、底が浅い連携にしかならないと思う。事前指定書や死に方の問題は重く地味だが重要テーマである。こうした議題の時は連携医療機関のみならず地域の住民も講演に参加して頂き、お互いの認識を高めていく。

　講師を招聘したり、大きな会議を開いたりなどは小さな医療機関では難しい。費用も準備もそれぞれ負担になるので、基幹病院がまとめ役となって、地域の医療機関から委員を出してもらい、共同でテーマを決めたり、演者を探したり、プログラムを作ったりして、企画していく。こうした作業もまた地域における一体感を醸成し相互理解を深めていくプロセスになっている。その時のテーマによっては、400名を超え、当院のホールがいっぱいになるほど集まることもあり、主催者側もうれしい悲鳴をあげることになる。

　学校で習った知識の半減期は5年と言われている。つまり継続的に勉強しなければ知識は減衰し、職業人としての価値も半減する。だから自己勉強と地域教育は重要なのだ。医学教育の中でも基礎医学の分野はそれほど変化しないが、臨床医学は日々刻々変化し、新たな考え方や治療法が導入されていくので、半減のスピードは速い。抗生剤の使い方や消毒法、剃毛、安静の考え方などは知識の半減どころか、かつての教育は何を根拠にしていたのかと思わせるほどに反転した。信じたくない話だが昔のやり方が完全に間違いであったという事実を突きつけられるのである。だからこそ継続的、系統的な教育は必須だ。

　病院ではカンファレンスやCPCや読影会、抄読会などさまざ

まな仕事上必要なプログラムが行われている。前述したように
こうしたものがないと医療レベルがどんどん落ちていくので、
地域全体で勉強会をやるのも意義のあるものだと思っている。

　地域には公開していないが、当院では前回述べたような通信
教育や英会話などを積極的にやってきた。ただ、これは強制で
はないのでいわば福利厚生のようなものである。

　現在、病院で取り組んでいる教育の一つが院内認定の人材創
出プロジェクトである。チーム医療と言われながら病院に必要
な新しい職種が生まれ、かつ制度的な認証を得るには時間がか
かる。医療秘書の仕事も診療報酬の加算がつく前の2005年か
ら必要に迫られてスタートさせた。現在、近森病院で研修した
栄養士が臨床栄養士として病棟をまわり、栄養評価や食事指示
のサポートをやっているし、脳卒中センターでは脳卒中認定プ
ロバイダーの養成が始まっている。医師の領域では以前から必
要だと思っていた病棟業務を中心とした横断的活動ができる総
合医、いわゆるホスピタリストを導入した。ホスピタリストの
名称が適切かどうか、病院総合医が適切かどうかはともかく、
紛らわしいので「包括診療医」と言う仮称で現在、整形外科病
棟で試験運用中であるが、患者の評判も看護師の評価も極めて
高い。「便利屋」と揶揄する向きもあるが、実際に病棟患者を
把握し、細かい指示を出し、説明し、時に救急対応をするなど
の仕事にはなくてはならない存在だ。こうしたいわば病棟総合
医は将来の地域包括ケアの担い手としても期待しできる。この
ような人材は学会レベルでと言うより、病院団体が主体的に養
成し、認定すれば良いと考えている。現在の新専門医制度の混
沌ぶりを見るにつけ、いつになったらできあがるのかわからない。加えて学会出席や論文提出などに高いハードルを設け、高

額の認定料を求め、しかも時間がかかるようでは専門医の有用性は低い。

　教育に関して折しも、文科省の天下りや沖縄県の副知事による教員採用試験への介入疑惑などが報じられている。前者は誰が見ても私学助成金とのトレードオフである。天下り役人に月2回の勤務で1,000万円出しても95億2,800万円（2012年度早稲田大学、ちなみに一位は慶應）の補助金をもらえば、安い買い物である。後者は良く噂に聞く教員採用の不透明さであろう。沖縄だけでなくどこでも聞く話である。人口比で小中学校の教師数を見ると67万人／7,700万人（生産年齢人口）で0.87％なので、全くランダムに実力だけで教師の選抜をすると親が教師の教員は確率的に推計5,800人程度となる。実際はどうであろうか。どこを見ても教師の子が当たり前のように教師になる確率は不自然に高い事がわかるだろう。公務員なら公正な競争試験を受けるのが建前だが数字を見る限り公正さはない。ここに日本という国の劣化を見るのである。税金など食わない私塾の方がよほどマシだ。

＊　日本の医療の最大欠陥は総合医を育てなかったことにある。専門医だけでの細かい分業が非効率であるのは言うまでもない。病院総合医も入院患者のかかりつけ的な役割を果たし、専門医の負担を軽減している。亜急性期、慢性期ではとくに重要な位置づけになると予測している。

3. 日本の教育事情

社会医療ニュース Vol.43　No.501　2017 年 4 月 15 日

　古い話だが大学に 15 年ほど在籍し、うち 2 年弱をミシガン大学で過ごした。1980 年代半ばの話だ。日本とアメリカの教育体制の違いについて海外から地元の熊本日日新聞に何回かに分けてレポートした。最も驚いたのは米国では教育が総ての人に普遍的なものであり、外国人としての我々にも平等に教育を受ける権利が保障されていた事である。長女は既に日本の小学校に入学していて 9 月から地元の小学校に再入学した。教育費は無料で必要な費用はランチ代程度であった。1 年生の一クラスは 13 人で、日本で 36 人学級などと騒いでいるのが馬鹿々々しいほどのゆとりである。先生のほかボランティアもいるので、かなり細かく面倒を見ることができる。実際、国語（英語）は 7 レベルに分かれており、早く進む子はレベルを上げ、ゆっくりした子は低いレベルから進める。つまり個人の能力によって教えるレベルを柔軟にすることで、解らないまま進むのではなく、理解させながらステップを踏んでレベルアップするのである。36 人学級ではこうはいかない。先生も忙しいので教える内容を平均的レベルに置かざるを得ない。結果的にできる子は退屈で、できない子は未消化のまま次の学年にいくことになる。ゆとり教育というのがあったが、先生の数を増やさず授業時間を減らすだけでは、成績が下がり先々ゆとりがなくなる。

　ミシガン大学の生理学教室に入って実験を始めたが、日本で

の研究環境とかの地の圧倒的な差に再度、驚愕した。今はずいぶん改善されただろうが、自分の大学院生時代は試験管の準備から片づけや動物の飼育まですべて一人でやっていた。したがって盆暮れだろうが日曜祭日、お構いなく実験室に顔を出さなければならない。授業料を払って給料はないので、必然的にバイトに行くことになり、ますます多忙な中で実験し論文を書くという過酷さだ。アメリカでは動物は冷暖房完備の清潔な環境で飼育されていた。この素晴らしい環境は日本の学生下宿の環境をはるかに上回るもので、住居と食事だけを考えるとラットがうらやましく思えるほどであった。それだけではなく、研究を支えるラボランティンが多くいて、実験の準備、片付け、測定、データ集計などを手伝ってくれるので、こちらは論文を書くことに集中できた。この状況を見て日本での研究は無理だと即座に悟り、せっかく留学させてくれた教授や支えてくれた教室員には申し訳ないが、帰ったら臨床一筋で行こうと決心したのである。

　アメリカの医学生は一度4年生の大学を出たり就職したりしたあとにメディカルスクールに入学するので、それなりに大人であるし何より授業料が高いので必死に勉強する。休講になると次はいつかと必ず問いただされる。休講を歓迎する日本とは大違いであった。それに臨床実習が多く座学は少ない。日本では座学中心のカリキュラムだがもう少し実習、OJTを増やし、医師免許を取得したらある程度業務ができるようにしなければ、この点でも医師不足の原因になる。

　ミシガン大学では時々泌尿器科の手術を見せてもらった。日本では大騒ぎでやる死体腎移植を2人で、鼻歌交じりでやっていたのでまたしても驚いた。さらなる驚きはミシガン大学のウ

ロにミシガン大学出身者が0であると言う事実で、米国では母校に残ることは原則無い。大学を出たら師を変え、異なる環境で違った考え方を学ぶというのが一般的だ。日本のように自学に残り殆ど自学出身者で固めた医局というギルドにどっぷり浸かるというのは、医師としての技術、知識を学ぶ上でも、他の世界を知り人間の幅を広げるという意味でも不利、かつ不自然だろう。他流試合を拒み仲間内だけの切磋琢磨には限界がある。また、異なる考え方や価値観を認め、許容するという寛容さも培われない。さらに悪いことに仲間内だけでやっているうちに流派ができ、これはやがて派閥に成長し、学閥という利益・既得権共有集団が出来上がる。激しい教授選（戦？）は学問的争い以上に共同体の権益をめぐる争いでもある。

　こうした学閥は仲間内の結束と他者排除、既得権益の死守となり、およそ学問の府、最高学府という名にふさわしくない状況を作り出すのである。群馬大学の外科の例を挙げるまでもなく、身内同士では客観的な評価は難しく、また対立関係の学閥間で助け合うことは決して無い。お互いに質を上げ、より安全な医療を提供するという患者サイドの視点は失われてしまう。症例数や論文も大事だが安全で質の高い医療提供に優先するものはないだろう。また専門医制度が必ずしも専門医の質を担保するものではないという事実も明るみに出た。質管理や質保証といっても、縦割の組織体制や偏ったメンバー構成では難しく、質とはほど遠い権威主義や大学中心主義が見えてくる。

　教育は最も有効な未来投資であるが、それを担う学校や大学の質そのものが問われているのではないだろうか。暴力団とのつきあいが明るみに出た病院長や、研修医の女性への暴行など最近は医師にあるまじき品のない事件が多い。医師という職業

も一般論として人口千人あたり2.0（500人あたり1人）を超えるとそれほど稀少な職業でもなくなるそうだ。事実、労基の問題で弁護士に相談したら「医師も労働者」とにべもなく断定されてしまった。肉体労働者的ではあるが、使命感や職業倫理といったある種のプライドも打ち砕かれるような気がした。治療の甲斐なく患者が亡くなって、疲労困憊の暁を迎えても、医師としての使命感が支えになっていたのだが。そのような教育を受けてきた自分にとっては寂しいとともに、これからは「仕事の鬼」は出ないなと思った。日本経済を立て直し、世界第2位の経済大国を打ち立て、ジャパン アズ ナンバーワンといわれた活力はもはやない。大きな夢が描けない膠着した老大国になりつつある。教育を抜本的に再考する時期にきているが、森友学園を巡る政治や官のいわゆる「忖度」はルールを守らないと同義語だ。週に数日しか出勤せず、巨額の税金を東京ガスに忖度した石原氏の「記憶にない」、「一任していた」で組織が動くなら、リーダーもその教育も要らない。

＊　働き方への自己認識は大きく変わった。医師になって以来長時間労働も残業も当たり前で、残業手当などもらったこともなかった。現在、こうした長時間労働は社会・家庭生活をゆがめ、一つの不幸になっている。海外に学んだほうが良い。

4. 学習は労働か？

社会医療ニュース Vol.43　No.502　2017 年 5 月 15 日

　前回も少し述べた長時間労働の問題だが、電通の若い女性職員の自殺以来、医療機関へも労働基準局の立ち入り調査が増えている。従来は医師を除く医療職の時間外労働に対して指導されていたが、最近は医師にも「労働者」としての時間管理を求められている。医師の場合、特に急性期病院では一定程度の仕事が定常的に発生しているわけではない。産業労働者は仕事を作るという意味で、仕事量のコントロールができるが、医療者は自ら仕事を作る事は難しい。仕事の多くは意図せず「発生する」のでその都度対応せざるを得ない。これが工場労働とサービス業の本質的な違いである。つまり仕事量と仕事の発生時を自分でコントロールする事が困難であり、しかも急性期であれば即座に対応を求められることが殆どだ。現在の労働法は基本的には 1911 年に工場労働者を対象に作られた工場法を基にしており、サービス業が全体の 7 割以上という現代の就業構造には似つかわしくないルールとなっている。

　勿論、時間が定まらないとは言え、行き過ぎた長時間労働は好ましいものではない。もっとも医療側も好きこのんで長時間労働をしているわけではない。仕事がはかどらないだけでなく、そもそも急性期病院のマンパワーが圧倒的に少ない。総合的、横断的に病棟を管理するホスピタリストのような制度もなく、医師をサポートする事務やパラメディカルも少ない。平均

在院日数はまだ欧米に比べ長いが、これを短くするにはやはりマンパワーが足りない。とくに勤務医の場合、労働時間の適正化をはかるためにはシフト勤務を考えざるを得ないが、やはり数の問題に行き着く。短時間勤務や、変形労働は多少の効果はあるにしても抜本的解決には程遠い。シフト勤務にした場合当然人員が増えるわけでこれに見合う人手と原資すなわち診療報酬が確保できるかも大きな問題である。

　医師の場合、日進月歩の医療技術進歩や新しい知見の導入など勉強の時間も必要である。この時間も労働とするなら、当然医療行為そのものを行う労働時間はより制限され短くならざるを得ない。結果的に勉強を含め診療にもストレッチした目標を掲げることは次第に困難になり、レベルは確実に下がるだろう。

　労基の一方的な原理主義的な考え方を一気に実行に移せば、救急を返上する医療機関は増えるだろう。救急はただでさえ採算が合わない。当院は救急部門もかなり集約し効率化を図ってきたが救急部門が単体で黒字を出したことは一度もない。他でもうければいいじゃないかという意見もあろうが、救急の比重が多くなればなるほど採算性は悪化し、職員は疲弊し、やる気を失う。それでも医療者のプライドや責任感でこの微妙なバランスをとりながら、救急の現場は最後の奮闘をしているのだが、「医師も労働者」が社会的定義ならそれはそれで考え直さざるを得まい。労基への対応は今後５年間をかけて行うことになろうが、単純に労働時間を短くするということのみを追求すれば救急を含め急性期医療自体が崩壊しかねない。本質的な問題は時間というより効率の問題だからだ。

　時短には決め手はない。ということは様々な手段を組み合わ

せて時間をかけて効率化を図っていくほかない。まずは業務の見直しということになるが、現在医師がやっていることの中で事務処理はもっと秘書業務に移管できると思われる。説明業務は必ずしも医師がすべてを行う必要はないので、他職種への権限移譲を積極的に進めるべきであろう。介護における主治医意見書なども医師が書くより、より現場に近い介護士が書くほうがより実態に近く正確であり、かつ課題の抽出も容易にできよう。意見書の内容を見る限り、看護師と薬剤師、理学療法士などが関わるべきで、医師はむしろコンサルに回ったほうが良いと思われる。また情報収集はマイナンバーが使えればかなり容易になるだろう。

　IT化は時短の一つの切り札であるが、なんせお金がかかる。しかも電子カルテにみられるように、マイナンバーが使えてないので、電子化と言っても情報収集が極めて煩雑、かつ困難である。電子カルテの導入を進めても、一方で基盤的情報インフラのマイナンバーの使用やマスターの整備が遅れており、電子化の効果が十二分に発揮できない。行政文書においても、例えば身体障害者診断書・意見書なども市町村、県によって微妙に異なり、その異なり方は本質的でなく些末である。こうした文書にもいちいち付き合わされることで医師の負担はまた増える。身体障害者や介護意見書の様式は「地域の実情にあわせる」必要は全くなく、全国統一様式でしかもオンライン申請をすればよい。これによって患者数や状況の把握が一気にできるし、医療側のみならず行政側も効率化が計られる。

　もう一つのIT化は遠隔医療であろう。若い医師が離島に行って美談になるより、都市部で多くの経験をしたほうがよい。対面診療を強調する向きもあるが、触診を除けば技術的にはパー

フェクトだ。

　さて、学習も労働となれば賃金を払う対象となる。しかし労基法上の労働時間は「使用者の指揮命令下に置かれている時間」なので、強制力のない任意の勉強会は労働にあらずということになろう。医師の場合、自分で勉強し専門医をとることは自身の能力をあげるための自主的な行為であり、強制される類のものではない。とは言えここでも人事考課の対象になるとか強制力をにおわせるとグレイゾーンとなる。ただ、強制的な勉強が無駄になる事はないし、むしろ強制されて勉強するほうが自主勉強より効果があるだろう。小人は閑居しやすいのだ。

　昔の教授は「医者たる者、患者が危急の時は何をさておき駆けつけるべし」と結婚式で新婦に釘を刺していた。我々もこれを固く信じて守ってきたが、一方でやり過ぎた感もあるし、さらに言えば悪用された感もある。超過勤務のしわ寄せは主に勤務医側に来ている。すでに限界なら、早々と「労働者だ」と大見得を切った方がいいかもしれない。

　＊　学習も労働と言う考え方には今でも違和感がある。とくに社会に出てからの自己学習は自己投資に近い。専門医を取ったらホワイトカラーエグゼンプティブでもよいと思う。プロなのだから時間も健康も教育も自己管理のうちと思うが。

5. 教育におけるヒエラルキーと多様性

社会医療ニュース Vol.43　No.503　2017 年 6 月 15 日

　先日 BBC（イギリス国営放送）を見ていたら、滅多に見ない日本の話題が上っていた。東芝、シャープ、オリンパスと聞けば何のことか推察がつくだろう。この背景に映し出されたのは入社式の風景だ。1,000 人近い新入職員が体育館の様な所で椅子を並べ姿勢を正して座っている。しかも全員黒ずくめで、その中に独りぽつんと座っている BBC の特派員がむしろ異様だ。ここで語られているキーワードはヒエラルキーである。軍隊的階層構造は同じ品質のものを迅速に大量に製造するには大いに貢献した組織形態である。しかしこのヒエラルキーのシンプルさ故に模倣されやすく、賃金格差が縮まれば競争力はなくなり、結果的に事業が成り立たなくなる。また、ヒエラルキーの組織は上下関係を軸とした支配構造なので下からの意見や外部からの意見も通りにくいし通さない。「俺の言うことさえ聞いていれば良い」とか「事務の分際で医者に意見するな」といった言葉が聞かれるようではチーム医療は成立しないし、組織の健全性を保てないのは明らかだ。

　少なくなったとは言え、医学部、病院組織でもまだまだヒエラルキーの世界が残っている。アカデミックハラスメントやパワーハラスメントの温床がここにある。世間から見ると、最新の研究をやり新知見を論文に書いて世の中に問うという高尚なことが行われているのが大学だというイメージがあるかもしれ

ないが、実際は通常の人間社会の相似形であり、隔離的であるが故に改革や革新はより起こりにくい。医学教育もこうした状況下に置かれている。

　学術会議や医学部長会議、文科省などが医学教育の改革提言を行っているが、教育の体制と言うより大学の組織やガバナンス自体に問題があると思う。今や日本のアカデミズムが絶対的に必要としているのは「交流」である。もっと言えばシャッフル「混ぜ合わせ」が必要だ。これはマット・リドレーの「繁栄」やジャレド・ダイアモンドの「銃・病原菌・鉄」を読めば良く理解でき、文明の発達が交流によって促進され、孤立によって後退することが歴史で示されている。東大教授の70%が東大卒と聞くとその非交流ぶりには驚く。多様性こそ社会や組織の健全性を保つ重要な要因であり、大学が学問の府としてその役割を果たすためには人や知識が行き交う場でなければならないだろう。

　医師の教育が出身大学で純粋培養のごとく行われている現状には前の学術会議会長の黒川清氏も嘆いている。おまけに狭い社会でセンセイ、センセイと若いころからおだてられながら仕事をしていると、世界が自分を中心に回っているのだという錯覚を持つのも不思議ではない。よその組織に出て他人の飯を食い、失敗を重ねてといった世間一般の苦労を味あわなければ研修医教育の理念にさえうたわれている『人格の涵養』には至らないだろう。そもそも医局という純粋培養では教育するほうも人格の涵養ができているかは疑わしい。医師である前に社会人であれとか人間教育が必要という意見もあるが、いずれも狭い価値観の中では限界がある。広く世間に出て様々な人と交流し、他流試合をやり、世の中の矛盾も知りといった経験を積む

ほうが人間教育につながるだろう。

　広く深い社会経験を積むことがないまま、大学に残ると世界はごくごく限られており、それこそ『医者の常識、世間の非常識』と揶揄されることとなる。よく言われることだが医者以外の人からみたら、よい歳の医者が医局制度の中で命令に従って唯々諾々と転勤を繰り返す仕組みは不思議を通り越して滑稽に見えるようだ。医療が特殊だという論がよく出るがほかの医療職である看護師や薬剤師がどういう雇用形態をとっているかを見れば医者だけが特殊である。医者以外のすべての職種では自分で自分のキャリアを形成すべく自らの意志で職業を選択し、自らの責任で職場を選択するという当たり前の自己決定を普通にやっている。医者がなぜ白い巨塔を作り医局というギルドができたかを考えるとその成因は「土着」＝ローカリズムに所以すると思う。天動説信仰のもとでは大学の目指す新しい研究や知識の探求は難しい。何しろ自由にものが言えない。

　「サピエンス全史」は最近読んだ最も面白い本だが、過去200年に人類が起こした大変化は「認知革命」に依ると言う。例えばその走りの大航海時代にコルテスはコロンブスがアメリカ大陸を発見してわずか29年後、1521年にアステカ帝国をあっと言う間に滅ぼした。天動説を信じ、自分たち以外に文明を持つ者はいないと信じ切っているアステカ人と、世界には未知のものが満ち溢れているという事実を知るスペイン人では「認知」の上で圧倒的な差がある。アステカ人は初めて遭遇するスペイン人を神と誤解する。つまり認知力の差は情報力の差であり、世の中を知るという意味での多様な勉強や経験が裏打ちされてこそ、正しい決断や選択ができると思う。

　多様性を失うということは柔軟性を失うことでもあり、組織

の硬直化が起こる。交流が乏しく、多様性が欠如すると仲間内の世界ができグローバリズムから遠ざかる。積極的に海外留学に行く人が減れば、内向きの沈滞した組織となり悪循環となって消滅する。日本の医療がグローバリズムに乗り遅れた責任は医療政策とそれを支えた医師会、病院団体にある。地域の事情に合わせてとよく言われ、日本の実情に合った制度という言い方もされるが、世界標準を視野に入れ実情に合わせるべきものとそうでないものを峻別すべきだった。医学教育も専門医制度も多様性の確保と世界標準という視点がないと大きく誤るだろう。とくに研修医の教育や医学生の教育は基本的に地域の実情に合わせる必要はない。この年代は標準的医療を覚えることと標準的基本手技を叩き込むことに注力すべきだろう。こうした基礎教育だけでも世界標準に合わせれば、そのあとは個々の医師が自由に将来を選択し、地域の実情にあった医療をやるもよし、海外で働くもよし、研究に邁進するもよし、自分の価値観で選択すればよい。

＊　ヒエラルキーは権威の不透明さがあって存在する。現在の大学教育のうちマスプロ的講義はオンラインで十分と思う。ディスカッション中心の少人数のセミナーをリアルでやって、相互の意見や情報交換をしたほうが教育の実は上がるだろう。そしてヒエラルキーは消え、ダイバーシティが残る。

6. 真鍋淑郎博士のノーベル賞受賞と日本の研究体制

社会医療ニュース Vol. 47　No. 556　2021 年 11 月 15 日

　拙文を書いている 10 月末には全国での COVID-19 感染者数は 200 台となり 8 月のピークを頂点として指数関数的に終息に向かっている。この数式を当てはめ予測すると 11 月の初めごろに 100 名を切り、20 週後、すなわち 2022 年 1 月 1 日前後には発生数 1 となって終息する。ただし順調に今のペースでワクチンが進み新たな変異株の流行などが無ければと言う条件付き予言である。見事に当たって本当にめでたい新年を迎えたいものである。

■真鍋博士のノーベル賞

　さて、10 月のめでたいニュースは日本生まれの米国人であるプリンストン大学の真鍋淑郎博士（90 歳）がノーベル物理学賞を受賞されたことだ。地球温暖化が大気中の二酸化炭素の増加によって起こることをコンピューターを駆使して予測し、モデル開発した功績は大きい。真鍋氏が米国に帰化した理由つまり日本に帰りたくない理由はさまざまだった。

　ひとつは処遇だろう。大学院修了後、日本の気象台に就職しようとしたが叶わず、アメリカの気象台に入った。当時、初任給は 26 倍違ったとのこと、1958 年のことだから 1 ドル 360 円のレートで、現行の 110 円としても感覚的には 10 倍近く異なるだろう。やはり研究に経済的安定は欠かせない。

もうひとつは研究環境で、日本に帰り海洋科学技術センター領域長のポストに就くが、縦割り制度のなかでコンピューターは満足に使えなかったらしい。わずか4年で退任しアメリカに戻っている。アメリカでは雑用もなく、コンピューターは自由に使用でき、研究費も潤沢だった。筆者も1980年代アメリカ留学し、当時でさえ研究環境の差に驚き、日本での特に地方大学でまともな研究をするのは難しいことを悟った。彼の地では実験に使う動物は管理された良い環境で飼育されており、正直言って自分の学生下宿より数段快適な環境だった！日本の大学院での研究生活では動物の飼育も試験管洗いも自分で行い、夜遅くまで非効率な実験をやり、週末は当直をして生活費を稼ぐ日々で、まさに年間4,000時間以上の長時間労働で家族にも迷惑をかけた。ミシガンでは動物からサンプルを採取するだけで、測定作業や準備はすべてラボの人がやってくれ、自分はデータ解析や論文執筆に注力できた。もちろん給与も出た。雲泥の差とはこのことで日本ではまさに泥の中を這いずり回るような研究生活だった。日本の実情を考えると、研究より臨床医を目指して帰国した。

■日本の研究体制と社会環境

　三つめが日本に帰りたくない決定的な要因だろうと思うが、研究体制だけでなく社会環境全体の違いとして、氏は日本での同調圧力を上げた。日本では他の人と調和的に生きることを求められる。アメリカ社会に慣れた真鍋氏にとっては最も適応が難しい日本の研究風土や社会の在り方をやんわり批判した。日本には日本独自のやり方があると言う人もいるが、サイエンスの目的が普遍的な真理追求にあるなら、日本独自論は通用しな

いだろう。研究者は基本的に、自由で平等でなければならない。縦割りで上の者が研究テーマや資金も含めほとんどすべてを支配する構造は、自由な発想や議論を封じ、若い人には息苦しい。同調圧力は権力者の忖度強要とも言える。ここでは議論の代わりに権力による圧力があり、無言であるだけにタチが悪い。サイエンスに最も不向きな環境と言える。こうした環境や旧弊を放置してきたアカデミア、またこれを監督する文科省などの責任も大きい。

　日本での研究費の配分は硬直している。しかも学閥の影響も大きく、大学別の研究費割合をみても帝大を中心とした研究費配分が相変わらず続いている。基礎研究は国の発展の基礎のはずだが論文数の減少は由々しき事態と思う。文科省の科学技術・学術政策研究所が 2017—2019 年に発表した影響力の大きい論文数では中国が 2 年連続でトップ、次いで米国、ドイツと続き日本は過去最低の 10 位に後退した。科学立国の名が泣く。2000 年では日本は米国に次いで 2 位で、その後 2006 年をピークに毎年低下し続けた。

　UNESCO の 2018 年の発表では研究費開発費は 1 位米国、2 位中国、3 位は日本で決して少ないわけではない。しかし研究者一人当たりでみると 16 位までに下がり、研究費が薄く分配され、今後も GDP が伸びないと下がり続けると思われる。しかも学閥重視の資金配分や非効率な研究体制を大幅に改めなければ研究力、国力ともに低下し続けるだろう。

　2000 年前後にシンガポールや韓国の病院視察に行ったが、その時点で医療や研究レベルはかなり日本に近づいてきているという感を覚えた。2010 年代には競合レベルと思ったが 2020 年にはいると日本の低下が現実になりつつある。この間民主党

政権に代わり、また安倍政権に戻り、多額の国債発行と金融緩和を進めてきたにもかかわらず、経済は活性化せず実質賃金は横ばい、最近は低下傾向にある。政治の責任は大きい。将来、ノーベル賞が取れないばかりでなく、人々の生活水準の維持が難しくなっていくことを危惧している。

■衆議院選挙

　おりしも菅政権から岸田政権へ交代したが、相変わらずの世襲政権（21人中11人が世襲）で、政治の分野も硬直している。世間は選手交代ではなくチーム交代を望んでいる。衆議院選が始まったが、10月17日、日経に候補者の13％が世襲で当選確率80％、非世襲では30％、新人の当選率は14％、当選6回で勝率80％と興味深い記事があった。政治ほど公的すなわちpublic なものはないと思うが、自民党の世襲と連続当選は「家業としての政治」として政治の占有、固定化、硬直化につながっている。多様性の欠如は社会の変革を妨げている。世襲によって政治の「安定化」につながるという意見もあるが、今は安定化しては困るのである。やはり同一選挙区からの三親等以内の立候補禁止や、連続3期以上の立候補禁止なども必要だろう。

＊　真鍋博士の大学や教育観はよく理解できる。そして変われない日本と変わっていくアメリカの違いがどこにあるのかを考えさせる良い機会だった。アジアでは日本が一番と言う人もいるが、韓国や台湾の変わり方をみてみると良い。

第4章

医療と行政、
政治をめぐる問題

1. 権力を集中すれば宝くじさえ当てることができる

社会医療ニュース Vol.43　No.504　2017 年 7 月 15 日

　シリーズもので進めてきたが時事問題について所感を述べたい。

　ザイールという国は現存しない。ある時、2 代大統領モブツがザイール国立銀行の預金者を集めて一等 10 万ドルの宝くじを行った。当選者が発表され最後に一等を引き当てたのは当のモブツである。くじだから確率論から言って 0 ではないが、それにつけてもである。「権力を集中すれば宝くじさえ当てることができる」のである。

　加計学園の問題も森友学園の問題でも、きちんとした説明がない。いずれの問題でも民主的な政治体制のもと、あってほしくないが、説明が不十分なので「さもありなん」という疑惑を深める。と同時に強引な論法で追及を封じ込めているように見える。

　昭恵夫人の証人喚問要求に関して「妻も私も関係ないと言っているのだから喚問は必要ない」と安倍首相が答弁していた。疑惑をもたれている側が「自分が正しいと言っているから正しいのだ」と潔白を主張するという主観に基づく稚拙な論法である。そもそも疑惑がすでにあり、当事者が関係あるかないかを第三者が明らかにするのが証人喚問なのだ。疑われた者が「自分は正しい」と言ってすまされれば、そもそも警察もいらない。

　加計学園の問題でも前文部次官が指摘した文書を十分調査も

せず「怪文書」と断定し、怪しげな人物が出した出所不明の文書と言い切った。存在するものを存在しないと証明するのは極めて難しい。出どころに至っては前文部次官が認めたというだけで、世間一般から言えば出どころは相当にはっきりしている。そこら辺の怪しげなブンヤが出したものならともかく、もっとも信頼性が高くあるべき政府の文書だから、普通なら信じるだろうし、むげに否定することはない。これが信じられなければ、日常、政府省庁が送りつけてくる大量の文書は、その出所を明確にする証明書か何かをつけないとにわかには信じられないことになろう。

　すべての権力は必ず腐敗する。これは歴史的に証明されている。23000年前に、農耕が始まり穀物による富の蓄積が始まる頃から、狩猟時代の平等が不平等な世界へ自然に移行する。人間集団は何も手をくわえなければ支配者と被支配者に自然に分かれる。これは物理学におけるエントロピーの法則でも説明できる。イスラエル建国時は最も貧富の差が小さかったが、徐々に貧富の差が拡大している。もっともジニ係数で見れば日本の方が悪い。

　所得格差の原因は物理の法則を持ち出すまでもなく、至ってシンプルに説明できる。偶然、最初に小さな富を形成したファミリーが小権力を獲得し、この小権力を使ってさらに富を増やし、その富でさらに権力を増大させるのである。結果的に19世紀半ばまで人口の95％は食うや食わずの小作農民で5％がいわゆる富裕層という社会構成になった。このごく少数の富裕層と圧倒的大多数の貧民という構成はある限界を超えると社会騒乱の原因となり、革命や戦争が起きて時々支配層が入れ替わるのである。

民主主義体制でもそれが機能しなくなり富の再分配が不十分
だと、少数のパナマ文書的富裕層と大多数の貧乏集団に分化す
る。現状を俯瞰すると戦後72年経過し、2世代入れ替わるこ
とで現在の状況に変化したが、日本だけでなく世界的に見ても
同様の現象は民主体制、社会主義体制を問わず各地にみられ
る。所得の再配分機能が失われると、富裕層と貧困層の固定化
が進み、改善は難しい。政治に絡んだ富裕層は代々ファミリー
ビジネスとして、権力を無税で相続し、民主的体制を蝕む。一
方、貧困層はまさに貧乏が遺伝し、代々貧乏の家系になりよほ
どの幸運に恵まれないとほとんど抜け出せない。
　安倍首相もその周辺の人たちも、子供の保育園探しに苦労す
ることはないだろうし、学費の苦労も生活費の苦労も一切ない
だろう。要するにこうした問題を意識したり実感することはな
い。もちろんこうした人たちは少数派で、以前は厚かった中間
層がこぼれ落ちて薄くなり貧困が拡大している。実は子供の貧
困のほうが高齢者の貧困よりもこの社会にとってはるかに絶望
的だ。しかも高齢者は投票権を持つ政治的強者とまでは言わな
いが、子供は投票権を持たないという意味で、政治的最弱者で
ある。少子化が進む中での子供の貧困の改善に取り組まなけれ
ば益々将来はない。憲法改正の人気取りとして教育の無償化は
一見良さそうに思えるが、戦前の管理的な教育を推し進める懸
念が残る。無償化したら教育費が不要になりその分「飲み食い」
が増えると元大阪維新の会の橋本氏は言うが、そもそも飲み食
いにそんなに使っているならそれを教育費に回せば良い。
　民主主義に問題があるわけではなく本質的な問題はその運営
にある。社会層の固定化を防ぐには現行の選挙制度を変える必
要がある。政治がファミリービジネス化しないように三親等以

内の同一選挙区からの立候補を禁止する。候補者が各階層から広く出られるように多選を禁止し2期までとする。17才未満の子供の投票権を親権者が代理行使する。人口の半分が女性であり、女性議員枠を50％まで段階的に引き上げる。投票率を上げるため理由なく棄権したものに罰金を科す。ちなみにペナルティーのあるオーストラリアの投票率は95％で、このくらいあれば民意は反映するだろう。日本では60％程度なのでその過半数30％を押さえれば当選することを考えると、1/3の民意に過ぎない。

　人間社会における権力と富の集中は必然である。それを防ぐ手立ては今のところ民主主義しかない。権力の牽制関係を作り、投票率を上げ、社会階層に比例した議席配分で選挙が行われれば健全な中産階級が生まれるだろう。

　ちょうど国会が終わり、安倍総理の会見が行われていた。反省の中身は強い口調や不十分な説明だったとしたが、深い反省とは思えなかった。都合の悪い文書は「怪文書」となり追及されると「失礼だ」「無礼だ」と質問自体に答えず「言い方の問題」にすり替える姿勢は誠実とは言えないだろう。リー・クアンユーは厳しい政治家だったが同時に家族も含めて清廉だった。リーダーの資質として最も重要なものは誠実さとともに清廉さだ。

＊　ロシアのウクライナ侵攻はまさに民主主義の危機を浮き彫りにした。投票率が高く公正な選挙が行われる国が理想だ。強力なリーダーシップがあっても健全なガバナンスの無いロシアのような国は存在自体がリスクに思える。

2.　社会システムはなぜ劣化するのか

社会医療ニュース Vol.43　No.505　2017 年 8 月 15 日

　最近、感じる事は社会システムの劣化が世界全体で起こりつつあるのではという懸念である。トランプ大統領の出現、英国の EU 離脱、フランスにおける右翼政党の台頭など、人類の英知ともいえる民主主義が棄損されつつあるのではないだろうか。日本においても安倍政権への権力一極集中が、非民主的な方向に向かっているのではという心配もある。

　明治維新という社会のシャッフルから 73 年で第二次世界大戦となりそれから戦後 72 年を経てそろそろシャッフルの時代かもしれない。70 年といえば 2 世代でありこのスパンで人間の実体験が記憶から薄れ、悲惨な大戦の教訓から生まれた平和への理念も忘れられつつある。

　官僚システムも劣化の一つで、森友学園や加計学園などの問題も官僚と政治のシステム不全、つまり民主的なプロセスがうまく機能しなくなったからだと思う。実際、官僚は非常に優秀な方が多いが、組織となると省益や天下りなどの利益相反的なものが優先され、結果的に社会が求める公正で適切な税の配分がなされない。こうした状況が長く続くと、既得権が強化され、首相のお友達でもなければ、下々はいくらがんばってもお金は回ってこず、次第に絶望感となって「アベヤメロ」コールとなる。一部の人が先導したとも言われるが全体が絶望的な雰囲気になりつつあるのではないだろうか。

官僚の生態については旧大蔵官僚で規制改革などを推進した高橋洋一氏の近著「大手新聞・テレビが報道できない『官僚』の真実」（SB新書）に詳しく書かれている。法案は主に官僚主体で作成され、公正さを醸し出すために審議会を作るが、そのメンバーを決める段階で結論が決まっていることや、多くの官僚が国のこと、一般国民のことより省益を優先させがちであること、政治家の立法能力がきわめて低く行政へのチェック機能も不十分であることなどが具体的に指摘されている。

　読者諸氏も関連する審議会のメンバーを一度調べてみるとその実情がわかるだろう。たとえばDPC分科会のメンバー19人のうち12人が大学関係者で病院関係者は5名、保険者・その他2名で、結論から言えば大学優遇が一見してわかる人選といえよう。DPC病院の構成をある程度反映させたメンバー配分でなければ公正とはいえない。

　こうした行政の硬直化は各大学への研究費の配分を経年的に見てもわかる。取り分はほとんど変わらず、あたかも最初から配分が決まっているかのごとき結果が毎年発表されるので、公正な審査がなされているのかと疑いたくなるのである。研究の審査は広く多くの人が交代で参加すべきで、申請機関もマスクして優劣の判断をすべきと思う。研究費を出したらその後の成果、アウトカムもきちんと評価して、出しっ放しにしないことである。マスクされた形でのアイデア勝負であれば、いつも帝大系が有利とは限らないだろうし、無名でも光った研究者が出てくるかもしれない。

　一方で政治システムの劣化も進んでいる。安倍首相は「立法府の長」であると国会答弁していたが「行政府の長」である。総理でさえ勘違いするぐらい、民主主義の根本原理である三権

分立がないがしろにされつつある。民主主義に問題があるのではなく、民主主義の運用に問題があり、権力者が合法的に権力と富を増大する仕組み（悪だくみ？）を国民が常にチェックし、制度の修正をしていくことが重要だ。それほど難しいことではない。任期をきちんと守って多くの人にチャンスが回るようにすること、中産階級を増やし極端な金持ちと極端な貧乏が発生しないようにすること、社会の構成実態に合致したメンバー数の配分を行うこと、李下に冠を正させないこと、など決められたルールをきちんと守ることである。

　例えば人口の半分は女性なので議員の半分は女性であるべきだろう。10年ぐらいかけて段階的に議席配分を増やしていけば平等が確保され、女性用公衆トイレの長蛇の列は一気に解消されると思う。女性の選挙権の獲得は苦難の歴史であったが、それにしても女性の投票率が低い。これも2世代置くと、有り難みが薄れるようだ。選挙権の有り難みを思い出させ、増幅させる手段として、18才未満の子供の投票権を親が代理行使する仕組みがある。さらにパワーアップする次の手段は不投票に罰金を設ける制度で、実際オーストラリアでは20ドル（1,800円程度）の安い罰金が科せられるおかげで95％と驚くほどの投票率である。90％を超えるとさすがに民意といえよう。逆に投票率70％以下は再選挙という仕組みも有効かもしれない。

　もう一つの方策は同一選挙区からの3親等以内の親族の立候補禁止措置である。権力の継続は腐敗の元であり、多くの人が政治に参加しやすい仕組みを作ることで、より民主的な社会ができるのではないだろうか。これを言うと必ず人材がいないという反論があるが、そもそも現在でも「こらハゲ」議員はいるし、チャンスがあれば政治参加したいと思う人は多いだろう。

既得権者は参入障壁を勝手に設け新規参加を絶望的にみせがちだ。貧困の拡大はそれ自体も問題であるが、本質的な問題は政治権利の平等（イソノミア）が確保されないことにある。世襲議員を見るたびにそろそろ選手交代してほかの人にもチャンスをあげてはどうかと思うのである。政治は伝統芸能ではない。多くの人が平等に政治参加してこそ民主主義は守られる。

　イギリスのジャーナリストでエコノミスト元編集長のビル・エモットは近著「『西洋』の終わり―世界の繁栄を取り戻すために」（日本経済新聞社）でこう述べている。

　―不平等の不満はもはや、単なる所得の問題ではない。富の大きさが左右する政治的発言力や公共政策への影響力の不平等が、もっと重要になっている―

　多くの先進国で同様の格差、不平等が広がりつつあり、それを自国中心主義に置き換えて不満のはけ口とするポピュリズム政党が拡大している。チェックや牽制が効かなければ自然にこうなる。自国第一主義の行きつく先は戦争と人類の破滅であろう。仮にそうなら人類は自らの欲望の果てに自らを滅ぼした唯一の種となろう。

　＊　自国第一主義を確実に実践しているのがロシアだろう。ウクライナの主権を認めず、国家の体を成してないとラブロフ外相は主張する。まことに身勝手な論理であり、「体をなしていない」のはロシアの方だ。

3. 行政システムはなぜ劣化するのか

社会医療ニュース Vol.43　No.506　2017 年 9 月 15 日

　三権分立は立法、司法、行政で構成されている。分立というからにはそれぞれが独立し牽制関係が成立していることが重要だ。日本の行政は政治と近く、しかも低投票率ゆえ日本の政治の質は低い。だから行政がしっかりしなきゃという事にもなるが、最近の森友や加計などの問題を見ると中央官僚の質も落ちているように思えるし、地方公務員の不祥事も相変わらずである。以前、教師の子弟が教師になる確率が高いことを指摘したが、公務員である限りその採用は地方公務員法 17 条、18 条にあるように公正な競争試験を経る必要がある。もし公務員が公正に選ばれるなら世襲的職業継続は難しいし、社会のあらゆる階層にチャンスが回ってくるはずだ。8 月に山梨市長が採用試験の点数を不正操作し、虚偽有印公文書作成・同行使容疑で逮捕されたが、あまりに露骨な介入だったためだろう。こうした話は巷間ではよく聞く話で、地元に大企業がない所では安定した公務員職は法を犯してでも取りに行く価値があるのだろう。このようにして地縁・血縁・学閥がはびこり、政治、行政ともに劣化していく。

　よしんば公正な競争試験を経て選ばれたとしても、そのあとのキャリア形成は外側から見てもかなり質が低いように思える。いわゆるキャリア官僚は留学したり、良し悪しは別にして地方で若いながらもトップを務めたりといった教育的環境にあ

るが、一般の公務員の場合はどうであろうか。多くが２年間隔で部署を代わり、その代わり方もあまり系統だってないため専門家は育たないようだ。同一部署を長く担当するわけではないので、詳細を知ることなく他の分野へ異動してしまう。県の幹部にこの点を尋ねると専門家養成は系統だってはされていないとのこと。理由は「優秀なのでどんな分野でも対応できる行政能力を養成している」というものだったが、ある程度分野を定めないと、ものにはならないと思う。相撲をやってテニスをやるという方法では確かにスポーツではあるが一流選手にはなれない。この２年周期の交代は日本における公務員養成の原則のようなものらしいが、一般社会からみたら人材育成にはなっていない。

　最近、行政の劣化を特に感じさせるのは、地域医療構想などにみられる「地域の実状にあわせて」という文言である。確かに医療の在り方は地域それぞれ異なり、人口規模やアクセシビリティー、経済規模、医療インフラは様々だ。しかし地域医療構想や病床機能分化で「地域の実状」に合わせられる部分は実は非常に少ない。2025年に向けてのモデルを考えると過疎地、中小都市、大都市、首都圏程度に分けられるだろうが、個々の二次医療圏ごとに地域の実状を優先すると、極小部分最適が優先され全体最適は損なわれるだろう。熊本県の医療構想では一つだけ巨大な熊本医療圏と隣接する上益城医療圏を合併させ、11医療圏を10医療圏としたが、かえって新たな熊本医療圏と残り9医療圏との人口格差は広がった。医療を支える経済基盤を人口規模が決定づけるという事実を考えると、やはり医療圏の人口規模をそろえるという作業が初めに行われるべきだった。この本質的な戦略の議論なしに、地域の実状に合わせる戦

術論に終始することとなった。2025年にむけた医療提供体制の構築という方向性は現時点では見えない。

　また、病床機能報告でも急性期―亜急性期―慢性期と医療関係者でなくても理解できる常識的な区分を採用せず「高度急性期」「回復期」など解説を要する名称にしたため、かえって現場の混乱を招いている。特に2014年度の改定の骨子であった地域包括ケア病棟は基本的には亜急性期病棟のカテゴリーであり、回復期も亜急性期であることを考えると地域包括ケア病棟はいわゆる「回復期」で報告すべきだと思う。このあたりの定義が曖昧なので、病床機能報告も『本人希望価格』に近い。事実、厚生労働省が提示している報告項目の概要を見る限り、地域包括ケア病棟入院料を算定していると急性期でも回復期でも慢性期でも届け出ることができる。こうしたクライテリアを基に出された病床数を集計しても実態とかなりかけ離れたものになるだろう。

　現在、建て替え中の公立病院では地域包括ケア病棟を新設することにかなりの批判が巻き起こっている。私見であるが、地域包括ケア病棟は明らかに民間セクターの役割であり、公的セクターはよほど医療インフラが不足している地域以外は導入すべきではないと思う。地域包括ケア病棟の単価32,000円前後を考えると、給与水準の高い公立病院では赤字が増えるだけで経営の改善にはつながらないだろう。また、亜急性期病棟は今後も需要が高まるとともに様々な形態が要求される変化の多い病床形態である。場合によっては早期に撤退したり、さらなる病床転換を求められることもあるだろう。公的セクターは変化に迅速に対応できない、また撤退が殆ど不可能という意味で、この領域に参入するのは好ましくない。

行政システムのもう一つの課題は極端に遅れた IT 化である。先日熊本市役所で火事があったが、書類を積み上げているところに火が出れば、あとは燃えるだけである。当院では事務室も病棟も殆ど紙はない。紙がないことですっきりしているが、IT 化の本質は紙をなくすことではなく効率的なデータ収集にある。ちなみに近隣の市町村から身体障害者や介護関係書類を取り寄せると内容は殆ど同じだが、微妙に書式が異なることに気づくだろう。相変わらず手書き書類で提出させているのである。なぜ日本全体で書式を統一しオンライン化しないのであろうか。紙で集める限りデータを収集して解析することはできない。文書類を「地域の実状」に合わせる必要がどこにあるのだろうか。

　地域の実状に合わせてという文言にはくれぐれも注意が必要だ。戦略的な基本骨格を決めないで地域に丸投げし、何か起こっても決めたあなたが悪いという責任転嫁構造をもった無責任さを感じるのである。交通規則が地域の事情に合わせて決められたら安心して他地域には行けない。そもそも地域の実状がこんなに異なってしまったのも政策的ミステークともいえるが。

　＊　今回の COVID-19 に対する行政の対応を見ても IT 能力の低さが露呈した。自治体ごとに書式が異なるなどは非効率の極み。デジタル庁にはぜひ頑張ってほしいのだが、最近あまり話題にならない。重要な国策だと思うが。

4. 大学をめぐる諸問題

社会医療ニュース Vol. 43　No. 507　2017 年 10 月 15 日

　日本では大学もまた劣化している。大学はかつて学問の府、最高学府と言われていたが最近はこういった言葉をあまり聞かない。大学ももはや全入時代となり、多くの私大では学生獲得に奔走し、学問とは縁遠くなっているのだろうか。

　先日の英国教育専門誌による大学の評価では東京大学は昨年の 39 位から 46 位へとまたランキングを下げた。アジア最高は 22 位のシンガポール国立大学である。評価の仕組みについては異論も含めて様々な議論があり、また他者の評価など気にするなという向きもあろうが、長期低落傾向は否めない。原因としては国際化が遅れていること、英語の論文の引用が少ないなど英語圏の優位も言われている。国立大学の運営交付金が減って厳しくなっていることも一因かもしれないが、科研費や外部資金の導入ではむしろ研究費全体は増えているところが多い。ただ、科研費などは応募数、採択数ともに増え、一件当たりの研究費は減っている。広く薄く平等には、ここでも日本人の好むところのようだ。ただ、問題の本質は資金ではなく、むしろそれを使う組織そのものの長期的な劣化という構造的な問題であろう。その主因はこのシリーズのテーマである組織的世襲とガバナンスの欠如に帰結する。

　山本七平は 1991 年に亡くなりすでに四半世紀経ったが、その鋭い評論はいまも新鮮さを感じながら読むことができる。特

に「日本はなぜ敗れるのか」はお勧めの本である。七平は日本人捕虜収容所と欧米人捕虜収容所の違いに言及している。日本人は捕虜となると軍の階級を失いある種の無政府状態の中から暴力を背景とした新たな階級秩序（多くがやくざ）が生まれ、その陰惨さは陸軍内部と変わらなかったと指摘している。一方、欧米人の捕虜収容所では自治組織が生まれ、これが秩序を守った。この違いに対して七平も最初は疑っていたが、いろんな事例を読んで理解したそうだ。欧米もこの違いについて彼我の文化的、組織的差異について興味深く研究した。

　そもそも日本では規則を自分たちで作り明文化し、それを自ら遵守する文化や風土が殆どない。やくざ社会では「掟」はあるが規約はない。仮にあっても「お触れ」である。現代日本人の精神的バックボーンをつくった権力としての徳川幕府も、生類憐みの令にみられるように「お触れ」を出しても、権力内部を相互牽制、相互監視するような規則は生み出さなかった。したがって法が形の上で整備された現代でも、社会規範として明文化された法はあまり尊重されず、むしろ仲間内の「掟」が優先される傾向にある。もちろん、ガバナンスもコンプライアンスも基本的な理解がされず、実態にはなっていない。それは東芝やオリンパスなどの不祥事にみられるように外見は西洋式のガバナンスの効いた組織を装っているが、実態はルールより仲間内の掟が幅を利かせる閉鎖的部落社会なのだ。明治維新という社会変革はあったが、このメンタリティは現代日本人にも依然として引き継がれている。

　当然ながら日本の大学もこの閉鎖社会のメンタリティを引きずっている。論文のねつ造をしてでも研究費がとれることは大学や医局、研究室という組織にとっては都合がよい。ねつ造も

仲間内だけで共有できていれば問題は露見しない。ここにガバナンスの欠如とコンプライアンスの軽視を垣間見るのである。

　ある全国的な有力病院グループの会合で「医師も明確な契約関係の下で雇用されるべきだ」と発言したら、会合のあとで教授を退官された院長が烈火のごとく怒っていたと伝え聞いた。一般社会で通常行われている雇用形態は大学では通用しない、とくに医師ではもってのほかという論は、ある意味、反社会的と言わざるを得ない。大学は特殊であり、とくに医学部は特殊、とりわけ医者は特殊な存在だから特別扱いが必要とでも思っているらしい。労働基準法など、はなから守る気はないだろうから、超勤、残業はただで当たり前、昔は無給だったと言うわけだ。と同時にこうした特殊、特別という意識が作る閉鎖空間はアカデミアという最も開放性と交流そして公正さの求められる空間とは相いれない。これではイノベーションは生まれない。

　自分たちは特殊だという良い意味のプライドは、やがて自分たちは特別だという思い込みに変質し、特別だから特別扱いという既得権を求め続けるようになる。医師の雇用・労働慣行は法律に基づいていないものが多く、労基の指摘も頷けるところが多い。『自分達特殊論』は閉鎖的、排他的組織を前提としており、その運営は掟に基づき、外部の文化や人材を入れない。こう書いていると、この世界には自分達しか存在しないと思い込んだアステカ人と、まだまだ未知の世界があるという認識のスペイン人の世界観の違いを思い出す。東芝も東大も日本人全体もまだまだアステカ人だったのではないかと。

　大学も医者も一般的社会規範をきちんと守るべきだ。国立大学の教授も公立病院の医者も県庁の職員も公務員だから、公務員法に則って公正な競争試験で選ばれなければならない。これ

がルールだ。このルール通りやれば、自学出身者がやたら多い病院とか、自学出身者の教授ばかりの大学、男性ばかりの管理職、学閥、縁故閥などは是正されるだろう。

　人は出自を同じくする者同士が集まると、必然的に保守的で、閉鎖的になる。そのほうが当面、居心地が良いからだ。しかもそこを支配するのは法ではなく掟なので、モノが言えないか、モノを言っても社会的リンチが待っているだけだ。掟による「和をもって尊し」は支配層に都合の良い論理で、発言を封じ込めるシステムだ。大学は大改革をしなければならない。最近では大学の講義もオンラインで提供される時代なので、改革が無ければ大学そのものの存在意義、存在価値も問われるようになるだろう。e-learning、e-test、e-discussion など場所と時間を問わない安価で効率的な教育システムが、既存の大学の在り方を大きく変えていく可能性が高い。

　日本の大学を世界水準にするために必要な事は、まずは一般社会の規則通りやる、それだけだ。実に簡単なことだと思うが。

＊　大学のレベルが国力を決めているのだが、残念なことに日本の大学のヒエラルキーや形式主義、学閥主義が大学そのものの価値を低めている。文科省も IT を駆使した全く新しい大学を認可してみてはどうだろうか。校舎も運動場も体育館も要らないかも。

<table>
<tr><td>5.</td><td>病院組織の劣化はなぜ起こるのか</td></tr>
</table>

5. 病院組織の劣化はなぜ起こるのか

社会医療ニュース Vol.43　No.508　2017 年 11 月 15 日

　病院もまたその運営主体である人が変わっていくことで、変化していく。多くの病院をみてきたが、じり貧になっていく組織もあれば、隆盛の組織もありで、様々だ。ここでは病院という組織がなぜ劣化するのかを考えてみた。

　かつて我々が目標とした病院はいくつかあり、多くを学んだが、劣化していった病院もまたいくつかある。その主因はガバナンスの優劣にあり、ガバナンスはリーダーの資質に依っている。たまたま時流に乗り、その診療科の隆盛によって繁栄していたが、時代の変化すなわち人口構造、疾病構造や制度の移り変わり、社会のニーズに対応できなかった病院が結果的に劣化し、凋落した。一つの診療分野のみがずっと良いわけではなく、時代や社会、患者の求めるところに応えるべく、自らを変えていく努力がなされなかった。

　こうした社会の変化を早めにキャッチして新しい分野へ進出していくためには、医療やそれを取り巻く環境、法律、制度、経済に対する理解とともに、医療現場で働くスタッフが何を求めているかも詳細に感じ取らなければならない。したがってリーダーになるためには医師としての能力に加え、広い社会経験や医療現場へのコミットが求められる。少なくとも同じ病院を 15 〜 20 年ぐらい見てこないと本質はわからないだろう。

　現代の日本で劣化をさらに加速している要因は右肩下がりの

社会構造だ。新病院を建てたら患者が増えるという幻想を抱きがちだが、人口減少＝患者減＝医療需要減の基本構造は変わらないので、新病院効果は長続きしない。とくに自治体が厳しい財政事情にも関わらず、ダウンサイジングもせずにバブル期を彷彿させるような大艦巨砲主義的病院を建てると、そもそも非効率を内在する官の経営では繰入金が今以上に増え、経営困難に陥り、最終的に納税者の負担増、最も罪深いことだが将来世代へのツケとなって跳ね返るだろう。

　官の病院へいくと「医療で儲けてはいけない」、「病院は赤字でもいい」、果てには「病院が黒字を出すのはおかしい」などという荒唐無稽なことを真顔で言う病院幹部に時々お目にかかる。まるで赤字を自慢するような無責任な言い方だが、これでは健全な事業継続はできないのは明らかだ。健全な経営ができない限り病院はよくはならない。政策医療をやっているのでこれも赤字の原因だとよく言われるが「政策医療」という言葉もあいまいで、ご都合主義的に使われ、赤字の言い訳として聞こえる。地域包括ケア病棟すらも政策医療だと言い捨てる自治体の偉い人もおり、定義不明の言葉は独り歩きする。曖昧にしておいたほうが良い部分もあるだろうが、仮にも税という他人の金を使うのだから、使途に対する明確な根拠の説明責任はあろう。

　大きな人事、特に院長交代を機に病院が悪い方向へ向かうことも多い。こうした人事上の継続は組織にとって重要であり、できれば副院長と院長の重複期間があったほうが円滑な権限の委譲ができる。よそから落下傘のように降りてくる院長では、スタッフの信頼はほとんどないだろう。そもそも病院や職員に対する愛着もなければ、現場がどのような気持ちで働いている

かなどの理解もないリーダーでは院長は勤まるまい。また院長が定年を越えても「余人に代えがたい」などと言って、長期に勤めるのも病院の停滞をきたすことが多い。定年はきちんと守るべきであり、次の後継者をきちんと想定して育てておくべきであろう。かつて我々が目標とした病院も院長の手腕で隆盛を迎えたが、長期政権で改革のチャンスを失い、優秀な副院長がいたが後継も大学医局人事であったために急速に勢いを失った。いくら優秀な人材でも長期にわたって改革をやり続けることは難しい。むしろ後半はリスクテイクを恐れ、改革に対する抵抗者になってしまった。人材を育て、新技術に投資するなどの策に欠け、過去の栄光にすがってしまった。また、様々な病気に罹患し体力が衰えても交代せず、病院の経営が悪くなって引退したがもはや遅きに失した。リーダーは気力、体力が充実した時にやるべきで、その期間も8年ほど（アメリカ大統領2期8年）が妥当だろう。自分の作った計画を実行し、達成を見届け、後進を育てるという意味で適切な期間である。

　新病院建設後に赤字が拡大し借金の返済が難しくなった病院もみてきた。院長は人柄もよく温厚で職員に対しても優しく接していた。ただ財務の視点からみれば経済原則や投資効果、資金繰りなどの読みが浅かったと言える。全室個室にしたり建築中の大掛かりな設計変更や、開院前の過剰な人員採用などで開院前から資金繰りが危うくなった。さらに悪いことにこうした財務状況を一部の幹部にしか知らせておらず病院一丸となって頑張るという機運を醸成できてなかった。経営指導に入って最初の仕事は院長にやめてもらうことだった。こうした過大な初期投資で後の返済が追い付かず窮地に立たされる病院も見られる。返済期間を延ばしたりしてしのいでいるが、後進に負担を

付け回すのと同じで 25 年以上経てば誰の作った借金かわからなくなる。他人の借金を返すことほど虚しいものはない。

　また、勤務医でありながら週一日他の医療機関で働くのを常態化し、抜けた分をバイトで補うなどのちぐはぐなことをやっているところもあり、一般社会常識から大きく外れている。非常勤は極めて非効率な働き方であり、ある病院で外来を非常勤で維持していたが毎月 1,000 万円の赤字だった。常勤で頑張ってもらったほうがよほどよかろうと思うのだが。一方常勤でも医師が減少して赤字という例があったが、詳しく見ると 3 人が 2 人に減ってむしろ赤字額は縮小しており、医師が減ったからと言って必ずしも収支が悪化するわけではない。問題はこうした事実を院長や幹部が把握していないか、知っていても見ぬふりをして放置しているケースである。

　劣化していく多くの病院はリーダーが事実を正確に把握していない、把握していても多くのスタッフと共有していない、分析して対策を共に考えるプロセスがないなど、マネジメント上の大欠陥がある。もし病院を一流にしたければ素人院長に任せてはいけない。

　＊　急激な円安で日本経済もいよいよ厳しくなってきた。ウクライナ情勢が後押ししているが構造的な問題であり、今後も円安が続き物価は上昇するだろう。医療も当然効率化を求められる。

6. 医療制度の劣化

社会医療ニュース Vol.43　No.509　2017 年 12 月 15 日

　高齢化が進むと年金や医療介護を中心にした社会保障費の増大はやむを得ない側面がある。2017 年度の一般会計予算の中に占める割合も 33.3％と全体の約 1 / 3 を占め、歳入不足の下、巨額な国債発行の主因となっている。ただ、社会保障の充実は近代国家が目指す基本的な方向性であり、このこと自体が問題ではない。第二次世界大戦前のわが国の国家予算では 70％を国防費が占め、国民の生活はほとんど無視されていた。

　1961 年に国民皆保険が施行されて以来、多くの人が安心して等しく医療をうけられるという状況ができたことは、やはり「世界に冠たる」と言ってよい。ただ、医療制度も年金制度も予測が大きく狂った主因は、予想以上に高齢化と少子化が進んだことである。1973 年の医療費無料化政策は当時の人口構造のままなら、それほど大きな問題なく継続されていたかもしれない。問題はその持続可能性である。日本では国民皆保険制度が始まったころから世界の趨勢とは逆行して在院日数が増加し始める。しかも出来高制度下で増床するという戦後最大の厚生行政のミスが取り返しのつかない事態を招いたといっても過言ではない。長く入院しても医療費が支払われるので、無料化×出来高制度下では老人病院化と入院の長期化は起こるべくして起こった。医療サイドは需要をコントロールできるので検査漬けにして点滴を毎日行うといったことも現れた。もちろんこ

の現象は1983年に包括支払い、いわゆるマルメになるととたんに点滴も検査も止みという対応になった。医療サイドが制度に見事に対応した結果だが、いずれも経済合理的な判断ではある。問題は制度の方にあった。制度が善行を勧め、悪行を懲らす形で設計され運用されておれば、世界的に非常識な在院日数の延長はなかっただろう。

　2007年に始まった7対1看護体制も当初の予測を上回って増加したが、医療機関側としては看護師の数を増やすか病床を減らせば対応可能なので、取れるものは取ろうという姿勢も無理からぬもので、これも経済合理的選択と言えよう。問題は7対1による看護体制の充実というより、看護師の争奪という展開になったことである。早く修正すればよかったのだが看護師数というストラクチャーを問うため、有資格者の人捜しという結果になった。ストラクチャーを問うならそれ以前にアウトカムやパフォーマンスを問うべきで、実際には増えすぎた7対1病棟削減のために看護必要度や在院日数を問うという形で後手を引いてしまった。医療の質や効率性を問えばそれが可能なところだけが定められた人員をそろえるので、必然的に必要なところだけが7対1看護体制をとり、増えすぎることはなかっただろう。

　DPCもストラクチャーを問う指標が多く、カバー率や地域医療係数は機能係数と称してはいるが病床や医療圏の規模に依っているし、重症度係数は包括点数を超えた部分が評価されてない努力部分という意味不明な解釈によって、むしろ無駄な検査や薬剤を使わせ非効率を助長する指数となっている。DPCの群分けもストラクチャーであり、基本的に医療を提供する母体が官であろうと民であろうと、大学であろうと市中病院であろう

と患者や保険者にとっては関係ない。患者にとっては質のよい医療を効率よく提供する医療機関が社会的善であり群分けの意味は違ったところにある。従ってわが DPC/PDPS では質に関して問われるものはほとんどないという先進国では非常識な payment system になっている。

　オプジーボに代表される超高額薬品が保険収載され適応がどんどん拡大しているのも、一方で医療費の高騰を抑えたい側からすれば奇妙に思える。2016 年度には月 1 億円越えのレセプトが 2 件あり、こうした高額医療が保険診療の範疇で果たして維持可能なのかと心配になるのである。オプジーボはさすがに様々な反対で異例の減額措置がなされたが、限りある保険診療の原資をどの様に使うかは、右肩下がりの世界ではよくよく考えなければなるまい。こうした高額薬品はやはり初めは保険診療外で支払い余力があり、新薬に対するチャレンジ精神があるといった人を対象にすべきだと思う。そういった意味では混合診療を拡大すべき時期に来ている。「命は地球より重い」という非現実的な観念論に支配されると「世界に冠たる」国民皆保険も持続可能性を失い共有地の悲劇になりかねない。

　振り返れば老人医療費の無料化は政治スローガンとしては受けが良かったかもしれないが、それを唱える人は無料化を支える原資や永続性に関してはあまり関心はなかったようだ。ある種の無責任である。現在の医療保険も介護保険も保険料だけでなく税（うち半分が国債）が注ぎ込まれており、それはいずれ国債の償還という形で後世代の負担となる。支える若年層が減れば減るほど個々の負担は増大することになり、思わぬ国難的大災害などに対する支出が重なるとそのダメージは甚大となる。

日本慢性期医療協会会長の武久洋三氏の近著、「こうすれば日本の医療費を半減できる」（中央公論新社）では急性期医療の無駄、慢性期医療の無駄を鋭く指摘されている。長すぎる在院日数、無駄な検査、無駄な薬剤、有害な安静などを是正し、一方で必要な急性期リハ、栄養改善などを積極的に勧めている。また、専門医だけでなく総合医の必要性を強調し、医師の7割は総合医で良いと述べている。筆者もこの論には大いに賛成であり、専門医偏重の医学教育は時代のニーズに合っていない。医師の地域偏在というが、むしろ個々の専門医の守備範囲があまりにも細分化され患者の全体像を診れないだけでなく、救急などを断る理由にもなっている。

　人は誰でも間違えるのだが、行政は間違えないという無謬性を頑なに信ずる限り、医療制度もよくならないだろう。医療に関して患者、社会の求めるところは「早く、安く、気持ちよく治る」事である。言い換えれば医療の質つまり、少ない経費で入院日数も短く、痛みも少なく、確実に治る医療に対して診療報酬上の評価を行う制度にすればよいのである。簡単なことだ。

＊　わが国の診療報酬制度の不思議なところは一般的経済原則に合致しないことである。一般企業では効率よく生産し、質がよく、納品が早ければ優位だが、医療ではゆっくりやって質もあまり問われない。悪貨が良貨を駆逐する構造である。

<table>
<tr><td>7.</td><td>日本学術会議任免問題・考</td></tr>
</table>

7.　日本学術会議任免問題・考

社会医療ニュース Vol.46　No.545　2020 年 12 月 15 日

　（客）えびチャーハン注文したのに何でえびが入ってねえんだ！（主人）手前どもでは総合的・俯瞰的に判断してご注文に応じております。（客）何を訳のわからねえこと言ってやがる。えびが入ってるのがえびチャーハンだろう！（主人）えびチャーハンと言いましても、必ずしもえびが入ってなければならないとまでは言えないと考えております。（客）ますます、わからねえ奴だ。なんでエビだけ外すんだ？（主人）個別の事例にはお答えしかねます。（客）いいからレシピどおりやってよ。レシピ見てんのか？（主人）いえ、見てません。普通、見ませんので。（客）いいから、えび入れろ！（主人）そもそも以前からチャーハン自体の在り方や調理法にも問題があるかと・・・・・

　法政大学　上西充子教授の「チャーハン論法」を江戸小噺風にアレンジしてみた。

　野党側の質問が「えびの有り無し」というシンプルクエスチョンであるのに対し、政府側はイエス、ノーで応えるべきシンプルアンサーではなく「論点ぼかし」、「論点外し」、「そもそも論」、「無説明」を繰り返し、しどろもどろで全く当を得た答えにはなっていない。かみ合わない筈だ。日本学術会議の任免問題は、内容自体は大したことはないが、そのプロセスつまり手続き論には大いに問題があり、これが無理やり通れば説明責任を果たさないまま強権政治がまかり通ることになる。

自分も大学に 15 年ほど在籍し、そこそこに研究をし、そこそこの論文を書いて、博士号も頂いた。アカデミアとまではいわないが学問の場の雰囲気や問題もわかる。自分の立場は右でも左でもない。第一、思想信条は右左に分けるような単純なものではない。学術会議の問題の去就がどのように落ち着くのかはわからないが、国会でこのようなかみ合わない議論が行われ、そのうち忘れ去られて、一件落着したとされるほうが問題だ。

　学術会議会員は特別公務員である。特別公務員は一般公務員と異なり、公正な競争試験ではなく、専門家集団に選任を委託する形をとる。なぜなら高度な専門性を必要とするがゆえに、その選任も「特別」とされ専門家に一任するのが原則だ。従って「形式的任命」というより信託された専門家集団の推薦を尊重するという意味で「原則任命」なのだ。

　もちろん公務員と言う立場なので政府が物申すこともできるが、それは直接的、個別的ではなく間接的、包括的意見として学術会議全体に伝えるのが筋であり独立性の尊重でもある。公務員として位置付けるなら税の投入が必要で 10 億円の予算がどうのこうのと予算を作った立場で言うのも奇妙で、任免とは全く関係のない無理筋の議論だろう。

　菅総理が自民党総裁選で勝利し、首相になることが決定した時点で、地方紙が「菅氏が最高権力者に」と報じていたが、おおいに違和感を覚えた。自分はガバナンスを教える立場で常に「権力と権限」の違いについて論じてきた。正確に言うなら菅氏は最高権力者ではなく最高権限者であるに過ぎない。権力は英語で power、権限は authority と言う。辞書によっては権力と権限を混同して使われてきたが、権限は「限られた権能」で

あり、誰が authorize するのかと言えば、直接的には国会、間接的には国民となる。権力は文章で規定することはできないので無原則に肥大する。権限は文章によって、つまり憲法や諸規則によって縛られた power であり、無限に拡大することはない。

　「政策に反対なら官僚は異動、何故なら議員は選挙で選ばれているから」というが、投票率の低い選挙がそれほどの権限、全能感を議員に与えて良いとは思わない。この論が正当なら選挙で選ばれた議員は何をやってもいいことになる。しかも異動の理由がえびチャーハンのような説明しかできなければ、有無を言わさずと言うことになる。結局、説明力が乏しいのでこういう手法に頼らざるを得ないのかもしれない。しかし、こうした議論はそもそも民主主義が実態としてあることを一方で証明している。アメリカ大統領選での一見混乱に見える現状も、ある意味、民主主義の試練であり勉強である。こうした議論は香港なき中国本土やロシアでは想像すらできない。異を唱えれば拘束されるし、唱える前に抹殺される恐れさえある。権力者は嫌だろうし、こうした議論はめんどくさいかもしれないが、政治権力も富も一部の人間が独占し、多くの国民が何も言えない状況は民主主義の死を意味する。ナチスやスターリンなどの歴史を振り返ればわかるように、初めは大衆受けするアジテーション・煽動から始まり、権力の掌握が進むにつれ言論や政治参加の自由を制限し、全体主義が完成する。

　今回、任命拒否された学者の顔触れをみると、政府に異を唱えた経歴の持ち主であることは明らかで、政策に異を唱えた官僚と同じ構造だ。官房長官時代のモリ、カケ、サクラも説明不十分にもかかわらず、逃げ切った感があるが、責任を果たしたとは言えない。

官僚で冤罪を証明し無罪となって復帰した厚生事務次官の村木厚子さんは「日本型組織の病を考える（角川新書）」で忖度、必要悪、大人の対応といった言葉の危うさを指摘していた。とくに「先生」といわれる職業に注意とのことで先生と言われつけている諸先生方もくれぐれもご注意を。ただ村木さんは官僚として納得できなくても法には従うべきとし、それには十分な説明が必要で comply or Explain（遵守せよ、さもなくば説明せよ）と述べている。説明があり議論がありと言ったプロセスが無ければ、変化を嫌い恐れる官僚社会は全くイノベーションが起こらない組織となる。

　学術会議の任免拒否は十分な説明の無いまま、うやむやに既成事実化されるようであれば説明責任を果たさない単なる強権体制になる。学問や言論の自由だけでなく、自由そのものが社会から消えていく恐ろしさを感じる。

　素直に間違いを認めたほうが良いと思うが。「えびを入れるのを忘れちゃって」とか言って。

　＊　学術会議の任免問題に対する説明責任を政府は未だに果たしていない。やはり官の無謬性から抜けきれないのだろうか。それともよほど不都合なことがあるのかもしれない。そもそも説明できないようなことをやってはダメだ。

8. 日本のオジサン政治家はなぜだめなのか —時代錯誤の男尊女卑—

社会医療ニュース Vol. 47　No. 548　2021 年 3 月 15 日

　言うべきでないことを言ってしまうのを失言と言う。森喜朗元首相は失言の多い政治家として有名だが、つい本音が出てしまうという意味では正直者でもある。「若者は投票に行かず寝てろ」は正直すぎて袋叩きにあったが、今回も「女性がいると会議が長い」という印象を軽く述べたまでだと本人は思ったに違いない。これが 50 年前だったら一杯飲み屋での愚痴としてまだ許されたろうが、オリンピック大会組織委員長と言う立場を考えると公の場でのこの種の本音はまずかった。と同時に 83 歳と高齢で透析も行っており家族も心配しているこうした人物がなぜこのポジションに収まっているのだろうかと言う疑問も沸いた。本人が悪いと思っていない記者会見は当然ながら全く謝罪になってなかったが、「適任ではない」と断言した記者は立派だった。交代劇もまだドタバタで次の候補は 84 歳とさらに高齢、選出のプロセスも不透明、手続きをすっ飛ばした事実をマスコミにしゃべり過ぎた。余人に代えがたいなどと持ち上げていた閣僚もいたが、次が 84 歳しかいなけりゃ、確かに代えがたい。人材はいるのだろうがすぐに適任を探すのは難しい。結局、橋本聖子オリンピック担当相にお鉢が回ってきた。

　一連の出来事はオリンピックにかかわらず、変われない日本的システムの更なる劣化を内外に知らしめるに十分だった。このような高齢男性政治家がいまだに君臨し、余人に代えがた

く、男尊女卑的な時代錯誤の本音を公の場で語る。同席した人は大したリアクションもなかったというから、差別に対するセンスはこうした場に出る人たちにも皆無だったのだろう。リアクションはむしろ海外から来た。日本人が思う以上に海外では差別や不平等に厳しい目が向けられている。こうした国際感覚が日本人の上層部とくに政治家に欠けているのが嘆かわしい。

男女共同参画社会基本法ができて20年以上経つが、この間殆ど実態は変わらず、内閣やジェンダーギャップ指数（2020年153か国中121位、前回149か国中110位）を見る限りむしろ後退している感もある。最も遅れている分野が政治（144位）であり、女性議員が増えない限り男女共同参画は絵に描いた餅で官僚の自己満足的作文に過ぎない。ちなみに男女共同参画の政府予算をみると8兆円近いが、これは各省庁の女性関連予算を寄せ集めただけで、実態は殆ど無いに等しい。要するに票にもお金にもつながらない分野なので、気合が入らずポーズで頑張っているふりをしているに過ぎない。これではますます世界の流れから取り残されるだろう。

男女共同参画では主要な分野で女性の割合を30％以上にと言うのが大まかな目標であるが、医療の分野ではどうだろうか。厚生労働省の調査によると2018年で医師数は男性25万5,452人、女性7万1,758人で女性比率は21.9％となり徐々に増えてはいる。最近は医学部に行く女性も増え、今後もこの数字は上昇するだろう。筆者はこれを良いことだと思うのだが、先年の東京医科大の女性差別入試では少なからぬ医師からジェンダーギャップを肯定する意見がみられ驚いた。長時間労働を強いられる現場では妊娠出産子育てで労働力が減じるのはつらいが、これは本質的には長時間違法労働で支える医療体制のほ

うが異常で問題が大きい。文科省は東京医科大のほか、昭和大、神戸大、岩手医科大、金沢医科大、福岡大、北里大、順天堂大、日本大の入試が「不適切」と断じた。ここでまた驚くのは神戸大学と言ううれっきとした国立大学が含まれることで、国を挙げて取り組んでいる筈の男女共同参画社会基本法が全くの絵空事であることを如実に示している。

　ちなみに日本医師会執行部役員 33 名中女性 1 名（3 ％）、菅内閣閣僚 20 名のうち女性 2 名（10％）である。権力を握ったオジサン達は世界の潮流などどこ吹く風で、相変わらず男尊女卑を貫いている。これに対し差別を受けている当事者の女性からの反論や非難は傍から見る限り少なく大人しいように見える。我慢しているのか諦めているのか、そもそも問題意識が無いのか、はたまた問題意識を持たないようにうまく育てられたのか。男尊女卑の風潮は歴史的には江戸時代に確立されたと言われている。明治維新、先の敗戦、高度成長、バブルを経て、時代は確実に進歩したように見えるが潜在的な差別意識は地下水脈のように続いている。人権意識や平等や民主主義など、人間の叡智が長い歴史をかけて作り上げてきたこうした価値の本質は日本ではいまだ深く理解されてないようだ。世界が進む中、高齢で時代錯誤の政治家が実権を握り女性の能力を有効活用できない社会は、国際的にますます取り残されていくだろう。

　ではどうしたらよいのか。1972 年に制定された雇用機会均等法では就職などの雇用面だけではなく教育面においてもアファーマティブアクションを推進することをうたっている。これを早く実体化することが重要だ。また、最も遅れている政治の分野で、政党立候補者の 30％以上を女性にしなければ政党

助成金を出さないなどの方法もある。当選するかどうかは実力次第であるが、少なくとも政治に進出するチャンスを女性に多く与えることはできる。あるいは法人格を取る時に女性理事の割合を一定以上にするなどなど、社会的な支援措置や是正措置はいろいろある。あとはやる気だけなのだ。

　医学部の試験が男女平等になれば医師会の幹部になる女性も増えてくるかもしれない。何より女性政治家が増えればその地位向上には大いに寄与するだろう。男性の中には既得権を失うことを恐れる人もいるだろうが、そもそもその既得権自体は根拠が希薄で、もっと言えば時代背景的に恩恵を受けた、つまり儲けものに過ぎなかったのだ。それでも反対する男性に下記の論文を紹介しよう。

　2016 年の JAMA Internal Medicine 誌（オンライン版）に「女性医師の方が患者の 30 日死亡率および 30 日再入院率が統計学的に有意に低い（p ＜ 0.001）ことが明らかになりました」とあった。医療も政治も女性のほうが向いているかも。

＊　アメリカの最高裁判事ギンズバーグの映画「ビリーブ　未来への大逆転」を観た。小柄な女性弁護士の不屈の闘いによって法律上の差別条項が打ち壊されていった。女性がもっと社会参加しないと健全な社会、世界にはならない。女性の活躍があればウクライナ侵攻も起こらなかったかもしれない。プーチンはマッチョだけが自慢の時代おくれのリーダーだ。

9. 日本にイノベーションがなくなった理由 (わけ)

社会医療ニュース Vol.47　No.553　2021 年 8 月 15 日

　「繁栄」を書いたマット・リドレーはダイアモンド・ジャレドと並んで私の好きな著者だ。久しぶりに彼の新著「人類とイノベーション－世界は「自由」と「失敗」で進化する－」を読んでいる。

　イノベーションには自由が絶対条件だ。かつてトランジスタラジオや、ウォークマン、CD、DVD、内視鏡、CVCC エンジン、LED など数々の新製品を世界に先駆けて開発してきた日本だが、まさに失われた 20 年と言われる停滞時期を過ごしてきた。過去の栄光であるノーベル賞も生化学や医学生理学で毎年のように輩出したが、多くは海外で活躍した研究者であった。従ってこの 20 年と言うもの、所得は殆ど伸びず、大学ランキングは下がり続け、特許申請数や論文数も減り続け、日本の相対的地位は明らかに低下し、貧しくなった。加えて少子化は COVID-19 のパンデミックで加速し、昨年の出生数は 84 万人と調査開始後、最低で対策は無策だ。アベノミクスも超金融緩和を行い、行き場のないお金が株式に向かい根拠なき株高を演出しているが、これも早晩壊れるだろう。

　こういった長期低落傾向は日本社会を暗くしているが、為政者や識者や官僚はどうみているのだろうか。

　イノベーション力の低下は欧米でも同様らしいが、その構造も類似している。つまり何か新しいことを始めることが極端に

困難になっていることだ。イノベーターが最初にぶつかる試練は大企業や監督官庁の規制で、彼らにとっては長期的にはともかく現状維持が最適解であり、新規参入を屁理屈をつけて阻み、既得権を死守しようとする。既得権から得た資金の一部が政治や官に還流することで、世の中を変えようとする不埒者を早めに諦めさせ、階層を固定化する。戦後のシャッフル状態で、殆ど規制の無い焼け野原から競争すると、必要なものを早く作り出すアイデアと技術を組み合わせたものが勝者となった。ただ、いったん勝者になると既得権者に変身し、規制当局と協力して新たなアイデアを摘み取る側に回る。

　日本でイノベーションが起こらなくなった理由は明白だ。その最たるものが政治で政権の顔触れを見ると親父の顔と選挙区を容易に思い出す。彼らが地盤を引き継ぐという形で新入候補を阻止し、政治の流動化を阻んでいる。低い投票率は既得権者の応援団だ。投票所に足を運ばせる魅力がないので、都知事選の投票率が40％となりその過半数つまり全体の5分の1を獲得すれば当選できる。贈与税や相続税なしに安定的な地盤を引き継ぎ、取り巻きに金を配れば政治と言う family business が持続可能となる。これは階層の固定化を意味し、若者がその実力でダイナミックに社会を変革する力を生まれた瞬間に諦めさせる。同一選挙区からの family の立候補を禁止すべきだ。

　既存の大企業自体も既得権者である。例えば世界で毎年700万人がタバコで死亡する。COVID-19 による死亡は約500万人なので、タバコのほうが罪深い。先般新聞社に禁煙記事を頼まれて書いたが、「もうそろそろタバコの生産自体をやめたら」とあえて余計なことを加えたら、さっそく新聞社が NG を出してきた。スポンサーを気遣うがタバコの被害者は気遣わないらし

い。タバコをなくせば医療費は半減するのにこうした事実に行政も取り合わない。誰を向いているのだろう。

　イノベーションが起こらない二つ目の理由は官僚主義だ。これは以前にも述べたが、官僚主義は官僚だけの話ではない。一般企業にも感染する一種の病気だ。何重も階層を作り、その都度規則を複雑にし、余計なことを考えないようにわかりにくく過大な文書負荷を与える。大企業ほどイノベーションが起こりにくくなるのはこうした官僚主義に加え、全体像を把握できる人がいないからだ。限りない細分化は自分の専門分野は理解できても総合的な結果に思いをはせることを難しくする。個別最適であっても決して全体最適ではないことは医療の分野でも同様だ。

　イノベーションの起こりにくい理由の三つ目は「知の殿堂」と称する大学の在り方だ。まず、日本の大学は国際性と多様性、英語力に欠けている。シンガポールの発展は地政学的位置と英語の公用語化である。翻訳機がいかに進歩したとしても、細かいニュアンスの理解や迅速性に決定的に欠ける。第一、対話ができないと全く楽しくない。日本人は最低でも中高の6年間、一応英語は習う。音の識別は3歳までに完成すると言われているので、中学校では遅い。幼児の時から英語を聴かせ英語脳を作っておいて、speech、writing に移るのが自然だ。英語によるコミュニケーション能力不足は情報交換の量とスピードで決定的に不利であり、世界に伍して活躍できない。大学のもう一つの問題は画一的マスプロ教育である。オンライン授業が一般化すれば大教室での一方的な講義は価値を失うだろう。知識だけなら今やどこにいても得ることができる。問題は考える力である。集まってやるべきは相互に刺激できるディスカッション

だけだ。脳は一つのアルゴリズムでありアルゴリズムどうしが集まって激しく情報交換することで発火し、イノベーションが生まれる。教育はまさにそうした場を提供する所だが、生徒集めには熱心だが内容は革新的ではない。オンラインでいろんな大学の講義を受け、オフラインでディベートし、合否を決めるような新しい単位の取り方も魅力的だ。

　医療におけるイノベーションもほとんどなくなった。海外からの新規技術導入でさえ障壁が大きい。がんじがらめの規制で新たなことに挑戦する機会が失われ、考えることすら諦めつつあるようだ。オンライン診療などは海外ですでに多くの実績があるのに、今だに導入に反対し、規制をかけ普及を阻害している。対面診療の優位性を説明できる合理的な根拠はない。またかかりつけ医と言う諸外国にない呼称を法律に盛り込むのも無理がある。こうした経緯で日本の医療はかなり異形化し、海外とも合わなくなってきている。ポストコロナの社会をドラスチックに、革新的に作り直せるかが日本の喫緊の課題だ。残された時間は少ない。

＊　はっきり言うがオンライン診療は患者のためになる診療形態だ。世界的に見ても普通に行われている。日本では医師だけの反対が多いが、早くオンラインを使いこなすほうが有利だろう。

　新しいテクノロジーに対する恐怖は既得権の喪失を意味するからだ。対面診療は質が高いというエビデンスは聞いたことがない。昔は化粧品も対面販売を義務付けていた。塗り損なうと死ぬかもと言う恐怖!?

第5章
医療と ICT

1. 電子カルテの功罪

社会医療ニュース Vol.44　No.511　2018 年 2 月 15 日

　筆者とコンピューターとの関わりは大学院生であった 1979 年に日立のベーシックマスター MB6880L2 を当時 23 万円という大枚をはたいて購入したことから始まった。その頃の院生は基本的に無給どころか、授業もないのに授業料を払うという大学にとってはこの上もない労働力であった。しかも同時に業績づくりにも貢献するありがたい存在ではあるが、処遇は最低というより、今思えば搾取の対象だった。なけなしの金を払えたのはバイトと女房の稼ぎである。改めて感謝！

　面倒なコマンドが必要な PC で、クレアチニンクリアランスの補正式を作るだけでも大仕事だったが将来性を感じた。大した進歩もなく 1986 年にアメリカに渡ったが、ミシガンでも AT&T のパソコンは同じように使いにくかった。ただ、ラボのほうにすぐマック 128k が入り、その使いやすさと柔軟性に魅了され、アメリカから帰国する時にマック SE を 3,500 ドルで買って持ち帰り、これでスライドを作ったり、エクセルで統計処理をしたりして大いに活用した。

　PC に関わるのは早かったが、電子カルテ（以下電カル）との関わりは比較的遅かった。と言うよりその当時の電カルは単なるワープロ、レセコンとしか思えなかったからである。2000 年の森内閣の時に IT 基本法ができ、補助金をつけて電カルの普及を図ろうとしたが、結局、これは新しい公共事業と同じで

税のバラマキとなった。橋や道路を作るのとは異なり、情報基盤には用語やマスターの整備、データ格納規約などの共通フレームが必須だが、それらがないまま、各ベンダーがばらばらに走り始めた。ベンダー側に医療に特別詳しい人がおらず、病院側もITに格別詳しい人材がないというミスマッチの中で、電カルを買えば何でもできるという売り手の誇大宣伝と、電カルを入れれば何でもできるはずだという買い手の誇大期待が相乗し、病院ごとの電カルが出来上がった。2009年に厚労省から電子保存の三原則である真正性、見読性、保存性がガイドラインとして出された。これは従来紙媒体で法的に担保されていたものを電子的に担保するという原則であり、電子カルテに必要な機能として求めたものではない。電子カルテ機能の原則としては「データ互換性」、「データ継続性」、「データ整合性」などが重要であり、こうした議論がもっと詳細にかつ整合性をもって議論されたのちに電子カルテの普及があれば、現場の入力負荷や経済的負担もさぞ少なかったろうと思う。

　医事処理のためのレセコンから出発した電カルなので、レセプトの出力以外には分析可能な形でデータ収集ができるといった設計理念をもっていない。臨床側も高い金払ってこんな面倒な入力作業をさせながら、データが取れないことに気づかないか諦めている。こうした状況で部門システムが曼陀羅のように付け加わり、データ収集と分析困難という状況のまま病院のIT経費を増大させている。IT投資の効果については本研究所ニュースに執筆されている新須磨病院の澤田先生が2002年に論文として出されているが、現時点でも電カルの有用性は認められても、その費用負担と入力負荷が投資の価値を下げていると言えよう。

筆者は2005年ごろから地元ベンダーと電子カルテの自主開発に関わったが、見事に失敗した。失敗の原因は当方の求める最終アウトカムを明確かつ具体的に提示できなかったことと、ベンダー側の理解不足、そして弱小ゆえの機動力不足であった。しかしクリニカルパスを利用したアウトカム志向の記録様式のコンセプトで特許を取得することができた。この経験と反省を踏まえ、2010年にNECと電子クリニカルパスの共同開発を開始した。この結果、NECVというバリアンスの自動収集や分析可視化のソフト開発につながった。多くの時間を費やしていたバリアンスの収集や分析が自動でできるようになったので、パスの見直しや、医療プロセス上の問題抽出、合併症予防、費用適正化などにデータが利用できるようになった。患者が退院した時点でバリアンスの分布や、バリアンスの内訳、医療費の内訳、在院日数の分布などが電カル側から誰でも閲覧できる。しかも直近50例だろうが、1,000例だろうがデータ抽出が可能であり、さらに深掘りした分析ができる。このような仕組みは他の電カルにはないし、知る限りでは欧米諸国にもない。

　電カルは不幸な出発をしたが、今後、記録や用語の標準化やデータ格納規約など環境整備が進めば、ビッグデータの形成が容易になると予測している。ただ、現行の叙述式の記録様式では科学的厳密さが求められる臨床研究には対応できないのは明らかだ。精度の高いピュアなデータをとるには現場記録の段階から構造化する必要がある。叙述式記録でもデータマイニングなどの手法を用いれば、何らかの意味のある結論を導き出せるという研究者もいるが、結果の解釈が曖昧であり多岐にわたるので臨床研究にはまだまだ使えるレベルではないと考えている。

医療における電子化政策なるものがあるとすれば、共通ナンバーの議論がかくも進まないのはなぜだろう。電子政府と言いながら介護意見書や更生医療の文書、障害者認定の文書類も含めて標準化が全くなされていない。市町村ごとに微妙に異なる文書を放置すれば非効率による行政サービスの低下を招く。それだけでなく、将来にわたって行政が精緻な統計分析をやることができない。こうした数字、実態を正確に把握しないで保険医療計画などが正しくできるのだろうかと思う。

また、AIを入れればすぐにでも正しい解が得られるかのごとき風潮があるが、AIを活用するために必要な情報基盤は、ビッグデータとIoTであり、クリーンなデータ収集には入力の制御が必須である。こうした地道な作業なしにAIの進展はない。次世代の電子カルテがAI的な診断支援や最適治療計画の提示といった機能を持てば、支払った費用に見合う価値を生むかもしれない。電カルが我々の仕事を楽にしてくれれば長時間労働も緩和されるかもしれない。なぜなら医療者の仕事の約2割が記録に費やされているからだ。

＊　医療分野のAIはおもに画像分野から始まっている。画像はパターン認識ができればよいので0と1の世界は相性が良い。問題は記述式のカルテから正確な情報を取り出せるかだ。このためにはひと工夫もふた工夫も必要だ。検査や画像は数値化できるが患者の状態表現は複雑だ。

2. 電子化時代の医療記録はいかにあるべきか

社会医療ニュース Vol.44　No.512　2018 年 3 月 15 日

　大量のデータを効率よく収集する事ができるようになりつつある。総てのデータに言える事だが、信頼あるデータでなければ信頼ある結果は導けない。だからこそクリーンなデータがますます重要になってくる事は間違いない。データは重要だが、一方でやり方次第ではデータで嘘をつく事も可能だ。先日の衆院予算委員会で働き方改革の議論がなされていたが、厚生労働省のデータが「不適切」であったと加藤厚生労働大臣が陳謝していた。異なる質問の仕方をして出てきた解答を比較し、裁量労働の方がむしろ労働時間が短いという解釈だったらしい。例えると、あるグループに「今までで一番重かった体重は何kgか」と尋ね、別のグループに「今までの平均体重は？」と尋ねたら、その差は明らかだろう。本質的な問題ではないという声もあるが、本質的ではないかもしれないが、優秀な官僚の調査にしては初歩的ミスだ。余りにも初歩的すぎて「意図的」と取られても仕方あるまい。確かに比べ様がないので「リンゴとミカンはどちらが偉いか」という質問ぐらい「不適切」である。

　医者に成り立ての時は先輩から「カルテ書け！」とよく言われていた。同じように後輩にも言っていたが、そもそもカルテの様式や記録の書き方についてよく知らず、また考えもせずに言っていた。看護記録も同様に標準的な書き方かどうかも知らず読んでいたが、少なくとも時系列に書いてあり患者状態の把

握には医師記録より有用だった。

　記録のことを深く考えるようになったのはクリニカルパスに関わり、その後電子カルテに関わるようになってからだ。紙ではかつて2号用紙が使われていた。現在でも停電時などの電子カルテ停止に備えて紙カルテを用意している。2号用紙の形式は便せんを二つに仕切り、左欄に病歴や症状などを書き、右欄に処方や処置などを書く至って簡単なもので「様式」と呼ぶほどのものではない。昔、パスの記録をカルテとして良いかという質問がよく出ていたが、これに対し良いという県と2号用紙にすべしと言う県があって混乱していた。元来2号用紙程度のものを様式と主張する方がおかしいし、県に記録の専門家はいないので、電子化されていく段階でこの議論は終息した。もちろんパスの記録の方が整合性、論理性から言って明らかに進化系である。

　電子化の最も本質的な利点はデータ収集が効率よくできることである。これができなければ高級ワープロにすぎず、高い金を払うほどの価値はない。電子カルテの記録から必要なデータを抽出するためには、入力の制御が必須である。紙なら自由自在、勝手に書いても内容が適切であれば問題はない。無論、データをとろうなどという動機は最初から無いし、データベースなど思いもつかなかった。電子化は紙とは全く異なる記録の在り方を求めている。つまり一言で言えば、電子カルテは勝手に書いてはいけないのである。データとして形成させようと思えば、Aというデータは定められた形でAというラベルの箱に必ず収められなければならない。しかもAの意味はどこの誰が使っても同じ意味でなければならない。パスが普及し始めたころは、用語の標準化が一仕事であった。例えば『胃管』という

言葉に対して、胃カテーテル、マーゲンカテーテル、マーゲンカテ、マーゲンチューブ、ガストリックチューブなど様々な呼称があった。つまり共通言語がない状態、各地方の方言、その病院独特の言い回しがあり、地域によってかなり異なっていた。大学では一外科と二外科が違う用語を使ったりするので、おそらく医局の言い方が、少しずつ形を変えて伝わったのだろう。初期の電子カルテではこの状態がそのまま踏襲され、標準化どころの話ではないカオスとなった。当院ではこれを「胃管」で統一した。発熱の言い方も色々で、熱発なし、平熱、解熱など様々だがこれを「発熱がない」とし観察項目の体温＜37℃と明確な判断基準を定めた。これだとどんな初心者でも正確に判定できる。このやり方で記録しておくと例えば100例の手術をやり、術後1日目に37.5℃以上あった患者は何例かなどを容易に抽出できる。

　こうした用語の標準化、発熱がないなどのフレーズにコードを付けるといった作業を経て、パス学会編纂のアウトカムマスターBOMが作られ、これにより、医療者が共通の用語を使える素地が出来上がった。叙述記録もテンプレート（以下TP）を使うことで、ある規格の中に記録を入れ込み、効率よくデータ収集が可能になる。とくに、絶対に収集したい記録内容はあらかじめ、TP形式で入力を制御することで、加工可能なデータとして収集できる。なかでもダイナミックTPは記録の柔軟性を維持しつつデータとして収集が可能であり、医療記録には現時点では最適と考えている。BOMによるアウトカム情報とTPに記載されたバリアンス記録は医療プロセスを分析できる二つの最強ツールと言えよう。

　このように電子的に収集可能なデータの範囲が拡大すること

で、ビッグデータが形成できる。このことは日々の記録が使えるかたちでデータベースとして残ることを意味し、さらにこのデータをリアルタイムに自動分析すれば AI、つまり自動診断の世界に入っていくことになろう。もちろん、現段階では BOM もダイナミックテンプレートも完成したものではなく課題も多いが、こうした分野は完ぺきを待っていたら永遠にゴールへ行きつけない。とくに IT にかかわる分野ではある程度のところで世の中に出して、使いながら修正を加えていくほうが現実的な解になる。心配性が多く完璧を求める日本人はあれが起こったらどうする、これの対策はできているのかと問題をたくさん挙げて解決策を考えさせ、本質的問題に入る前に、玄関にさえ入れない場合が多い。そもそも「完璧」という定義が具体化されてないので、その心配性はほとんど嫌がらせとなる。嫌がらせで済むならまだしも、世界がどんどん進んでいるのに、わが国では極めて稀な事象の対策を考えているのである。

　日本は良い技術やアイデアを持っているが試行も新製品もできない。走りながら考えたほうが良い。

＊　IT を論じるときに絶対的に必要なことはデータの在り方である。ビッグデータの形成で最も手間のかかる仕事はデータのクリーニングであり、これが無ければデータは価値をもたない。データを集めようとするときにはデータの形式や時系列などを十分考慮してデザインしなければならない。

3. 医療データの活用と分析、そして応用

社会医療ニュース Vol. 44　No. 513　2018 年 4 月 15 日

　電子カルテを入れたら直ちにデータが取れて分析が始まると幻想を抱いた方も多かろう。アルマーニの制服を着れば、直ちに小学生の品格が上がるという錯覚と似ている。ブランド物を着ると自覚ができ品格も磨かれるというこの発想の貧困には驚くばかりだ。ものにこだわる限り人間は出来上がらない。問題は人間という中身だからだ。外見を変えるのに無駄金を使うのではなく中身を磨かなければならない。

　さて、東大の電子カルテ炎上と言うのがこの業界で話題になっている。F 社の電子カルテであるが、その会社の名誉のために言っておくが、決して悪いシステムではない。今回パッケージを主体に入れたそうだが、説明が不足していたのか、使い慣れない人が多かったのか、過大な期待があったのかはよくわからないが、この手の仕事は不満を言われるのが普通で、誉められることはめったにない。ただ医療側にも問題があって自分たちの仕事の標準化やプロセスの分析をあまりやってこず、各自各様各科のやり方をそのまま電子化しようとしてきたことにも大いに問題がある。ベンダー側もあまり深い理解がないまま、それぞれ様々な要望に応えようとしてきた。ベンダー側も買ってもらう手前、できないとはなかなかいいがたいという状況もあるだろう。だからこそ医療者側が要望の必要性や優先順序を明確に決め、ベンダー側も要望の実現性やコストや技術水準な

どを勘案し、できないことははっきり言ったほうが良い。

　前回も述べたが、電子カルテへの最も大きな不満はデータが取れないことである。検査データでも処方データでもたくさんあるから、どんどん取ってくればよいと思うかもしれないがそうはいかない。それぞれのデータが独立して格納されていても、同一患者 ID 内なら時系列に沿って並べることはできる。しかし異なる患者間での比較となると、時系列だけでなく、例えば「入院日」「手術日」、「術後 1 日目」、「退院日」などのイベント情報を串刺し的に取ることができる仕組みが必要になる。串刺しにするためには串刺しされるデータが標準的でかつ同じ入力形式でなければ拾い出しが難しいので入力の制御は必須である。前号にも書いたが入力制御は簡単に言えばデータ、とくに非数値データつまり言語データなどは必ず決められた場所に決められた形で入力しなければならない。自由文でどこにでも勝手に書くとデータとして集めるのは無理である。だから電子化時代のカルテは紙時代のように勝手に書いてはいけないのである。

　クリーンなデータが大量に取れるようになったら、次に何をすべきかが重要になる。機械学習やテキストマイニングの手法は日々、進歩しているので、今後やるべきことはこうした手法を何にどのように使うかが焦点になる。医療におけるアナリストはほとんどいないと言って良いが、今後重要になるだろう。特に新薬創出や質管理には医療プロセスの詳細な分析が絶対的に必要であり、医療情報アナリストは今後の花形職業になるかもしれない。例えばＡという抗菌薬を 1,000 人の急性肺炎患者グループに投与した場合の効果あるいは副作用を患者状態の日ごとの変化として可視化できるか、副作用に対してどのよ

うな治療が追加されどのような効果があったのかなどが分析できるようになろう。かつては IT が無く見える範囲すなわち処理できる範囲が狭いので、「人は皆それぞれ多様性があり、生物現象はランダムに起こるので結局のところ何らかの法則性を見出すのは困難である」という考え、要するに人はいろいろなのでやってみないとわからないという投げやり的な考えが支配的だった。つまり全体像を分析し理解することは困難だったので、一部のサンプルを取り出して、全体を推し量るということしか事実上できなかった。今は違う。全数解析ができるので、そこから得られた結論はかなり確実性が高い。それだけでなくサンプル数が多いので患者を層別化し、効果のある群と効果のない群、副作用が起こりやすい群、併用薬で効果のあるもの、ないもの、禁忌のものなどが解析できる。

　さらにこうした副作用が起こった時に余計にかかる費用や、副作用を防止するためには何をすればよいのかなどがわかり治療成績を詳細に出すことも可能になるだろう。もちろんマネジメントも十分応用できる。

　画像データは顔認証と同じで基本的にパターン認識なので、これも学習させることで診断精度が向上するだろう。病理や画像の診断支援システムが市場にでるのももう間近である。もちろんこれで病理医や放射線読影医が失業するという心配はない。最終的には人間の総合判断が必要だが、残業が減り、見落としも少なくなってくるので、余った時間をより創造的な時間に使えるのではないだろうか。

　今回の診療報酬改定で ICT 関連は遠隔診療の項であろう。いわゆるかかりつけ医機能強化として打ち出されたが、相変わらず「対面診療」が原則などと言っている。「対面診療」でしか

できない唯一の診療行為は医師による「触診」だけである。私は救急外来でよく腹部や筋骨格などを触診している。しかし多くの患者に「通常の診察で触診をしてもらったことがあるか」と問うと9割以上はないと答える。今回の遠隔診療は慢性疾患対応であり、すぐに駆け付けられるような距離を想定しており、どこが「遠隔」なのか疑問だ。多くの患者と救急に携わる医療者が期待したのはまさに「遠隔地」「へき地」の患者の"遠隔"診療だ。それも特定の機器でないと認めないといった縛りをかけており、簡単なものなら Skype で十分だ。

　諸外国で、とうに行われている遠隔診療は、患者だけでなく家族、保険者、医療財政にも恩恵をもたらすものであり、なぜ優先度が高く価値を生み出すものから始めないのか、理解に苦しむ。触診もしない医者が「対面診療」を掲げて遠隔診療の普及を妨げるのはどうなのだろう。世界的にみて、本格的な遠隔診療は3周遅れになるだろう。2025年はすぐなのだが。少なくとも救急トリアージ的な診療には一刻も早く遠隔診療を導入すべきとおもう。ちなみに昔は化粧品も対面販売だった。

　＊　IT の遅れは日本の社会に致命的な悪影響を与えている。このことが生産性の低下、長時間労働、伸びない所得水準などにつながっている。IT 敗戦と言ってもいい。その原因を作ったのは時代遅れの政治と行政だろう。半導体、太陽光発電、ドローン、バッテリー、EV など稼げると思われる分野を自ら失った。

4.　医療イノベーション

社会医療ニュース Vol.44　No.514　2018年5月15日

　院長を退任してやりたかった事の一つが、各科を回っての研修で現在進行中だ。超音波、読影、麻酔、消化器と回って現在循環器を回っている。研修と言っても研修医のように詰めてはできないので時間の余裕のある時に入院となった救急患者をトレースする程度であるが、実際、臨床現場を回ってみると、テクノロジーの進歩に驚く。自分が卒業した1975年頃は、医療技術、特に画像は今考えれば殆ど原始的だった。エコーはほとんどやっている人しかわからず、CTも始まったばかりで、今のようなクリアな画像はない。MRIが導入されるのはそのさらにあと、透析がやっと更生医療の適用となった頃だった。感染対策らしいものもなく、予防的抗菌薬も使い放題、しかも間違ったやり方だった。そもそも系統だって教えてもらったことがなかった。もちろん、ばっちり剃毛、術後1週間の抗菌薬投与は当たり前、創にイソジンを塗りたくり、患者に不必要な安静を強いて筋肉量を減らしていた。要するに当時の医療は医者が思い込むほどサイエンティフィックではなかったということだ。

　今は、本当に素晴らしい画像技術があり、検査も非侵襲のものが増え、この間のイノベーションを支えた研究者には敬意を表したい。残念なことは日本初のイノベーションが少ないことだ。日本ではイノベーションが起こりにくくなった。要因はいろいろとあげられており、研究費が減ったとか若い基礎研究者

が少なくなったなど様々だ。研究費当たりの論文数が先進国中最低という報道があったことを考えると、あながち研究費だけの問題ではなかろう。もっと言えば研究体制が閉鎖的、チェックシステムが機能していない、論文作成の生産性が低い、自由度が低く交流がないなど構造的な問題が大きいと思う。このままでは論文だけでなく特許数も減り知的財産で食べていくことは難しいだろう。多額の研究費を費やして、アウトカムが出ないのは嘆かわしい限りだ。以前も書いたが問題の核心は研究費の配分システムとチェックシステムにある。

　嘆いてばかりおれないが、研修で最も驚いたのは超音波の技術進歩である。心エコーとくに経食道エコーは素晴らしく、今後かなりの部分が CT にとって代わるかもしれない。大掛かりな装置が不要で侵襲が少なくかつ静止画像ではなく動的な評価が可能なので今後応用が広がるだろう。また TAVI のような技術もデバイスの進歩により、ますます非侵襲治療が拡大していくことが予測される。拡大するからと言ってどこの施設でもできるということにはならないだろう。TAVI もそうだが非侵襲かつ短時間で治療が終わるからと言って、簡単というわけではない。リスクもそれ相応に高いので、うまくいかない時に起こりうる緊急的な合併症に備えて、心臓外科、麻酔医、ICU、集中治療医などがバックアップする体制が必要である。

　こうした精細技術は日本が得意とする分野なので、研究費を集約して基礎研究を行い、同時に臨床試験を円滑に進める体制が望まれる。現在の研究費のバラマキ的費消を変えなければ、日本の研究に未来はないだろう。日本という縮小過程にある国では研究開発を含め、すべてが選択と集中の分野になるだろう。要するに今まで通りでは立ち行かない。

手術においても ICT による技術進歩がますます加速されるだろう。その代表がロボット支援下内視鏡手術いわゆるダビンチである。これまでは前立腺と腎部分切除にのみ保険が適用されていたが今回の改定で 12 件が新たに保険適応となり、今後も拡大していくことが予測される。初期投資が大きく、維持経費も多額にわたるのですぐに普及しないという見方もあるが、手術場を回って実際にロボット手術を見て、術後の管理の在り方をみるとその優位性は明らかだと確信した次第である。優位性の第一は精細な手術ができることで、かつては見えないところを勘でやるような手術の芸があったが、ロボット支援によりそうした技術的困難は克服されるだろう。さらに術者の視力低下や手振れによる手術の影響が大幅に低減し、術者の活動年限が長くなることも社会的には価値が大きい。また、精細な手術により出血も少なく術後管理が容易になれば、在院日数を大幅に短縮できるだろう。これもまた社会的な意義を大きくすることになる。

　良い手術ができれば術後管理は極めて楽だ。出血もほとんどなく、感染も少なく、痛みもなければ治るのは早い。必要なことは術前の入念なチェックと術後管理のプロだ。そこで周術期管理や術後管理のできる総合医、術後管理ナースなどの存在が重要になるだろう。術者は手術に専念し、術後管理は専門家に任せたほうがよい。とくに手術直後は全身管理が主であり、そういった意味では総合医に任せて、術者はゆっくり休み次の手術に備えたほうが良い。術後管理のもう一つの要点は、感染対策、栄養管理、褥瘡管理、高齢者であればせん妄管理などの横断的チームの存在であり、このようなチームをうまく統合できるのが病院総合医と言える。手術成績に関与する要因はいくつ

かあるが、一つは手術手技、もう一つは周術期管理と合併症予防の横断的チームであり、これは分業したほうが明らかに質は上がる。また長時間労働を防ぐ意味でも術後管理は特別なチームに権限委譲したほうが良いだろう。

さらに言えば、新しい技術は科という枠を超えて共有されるようになるだろう。従来は消化器外科医、泌尿器科医、婦人科医と臓器別に手術が行われていたが、ロボットや内視鏡技術は横断的であり、臓器特性とは離れてロボットという技術を核として集約されると考えられる。つまりロボット手術者は科や臓器という枠組みにとらわれず、一定程度の修練を積めばほとんどの臓器に対して手術可能になると予測している。

ロボットを導入する際には多大な経費が掛かるし維持費も高い。今回、拡大された領域の診療報酬ではたぶん採算割れとなろう。そういった意味で急速に普及する状況ではない。しかし、今後の手術の方向性は多くの骨盤臓器がロボットによるものになるだろうし、特定の施設で集約的に行われていくと予測している。

＊　この記事を書いてから4年が経った。予想通りロボット支援手術の適応範囲は拡大しつつある。手術のデバイスの進歩は著しい。術後管理も格段に楽で合併症も少ない。術者も楽なので高齢になっても可能だ。医学教育も変わらなければならない。

5. 医療の世界における AI の将来

社会医療ニュース Vol.44　No.515　2018 年 6 月 15 日

　世間では日大アメフト部の反則プレーをめぐって、選手と監督・コーチの見解が異なり、どちらが真実を語っているのかが話題になっている。報道ステーションで生物学者の福岡伸一氏がそれぞれの発言の「解像度」の違いについて述べていた。選手の発言はいつ、だれが、なんという発言をし、どういう気持ちで受け取ったかや反則プレーの後の対応などを具体的にかつ詳細に語っていた。つまり解像度が高いのである。一方監督やコーチは「乖離があった」とか「指導の一環だった」とか「見てなかった」など明らかに具体性にかけており著しく解像度が低かった。嘘は具体性に欠け解像度が低い。それを高く見せようとして具体的な嘘を述べると新たな文書や証言、映像からさらに嘘がばれていく。

　AI では大量のデータ、いわゆるビッグデータを利用して分析するのでより解像度の高いつまり真実に近い結論を出せる可能性が高い。母集団からサンプルをとって結論を類推する従来の方法はやはり解像度が低いだろう。

　人工知能 AI の議論が活発になったのはここ数年である。その主因は大量で効率的なデータ収集とデータ処理、さらには学習機能などが現実のものとなりつつあるからだ。それ以前はごく一部に AI 的なものが使われていたにすぎない。例えば交通機関における自動改札機は一台で 2,000 万円ほどかかるらしい

が、その情報処理スピードや正確さは人の比ではない。古い話であるが、旧国鉄では改札係の手元まで客が切符をもっていかなければならないような感じで、まったくもって、失礼な話であった。自動改札機は人と違って失礼な態度はとらないし、疲れたとか、腹減ったとか、休みをくれなどは言わない。情報を読み取り直ちに判断し、切符を処理する。この初歩的AIのおかげで流れもスムーズで今や人が改札口に立つことは極めてまれになった。

　こうした比較的簡単な情報処理からさらに複雑な情報処理、特に従来、訓練された人しかできなかった判断業務をAIがこなすようになりつつある。投資ファンドではいまやAIが投資の是非を決め、複雑な解析を行って、最適解を見出すという状況だ。この業界では1秒を争う戦いが繰り広げられており、AI対AIの勝負となっている。

　医療においても、クリーンで大量のデータが使えるようになりつつあるので、画像診断だけでなく、今後、様々な情報を取り入れた診断支援や、最適治療計画や最適投薬計画、などが出てくる可能性が高い。患者情報の精度が上がるとAIはさらに学習して、より正確な診断を出し、最適な治療プランを出し、お薦めの医療機関や専門医をリストアップしてくれるかもしれない。こうした技術は今後の医療の在り方、つまり入院や外来の形態を一変させる可能性が高い。例えば患者自身が症状などをスマホから入れれば、自動的に追加的な質問が発せられ、考えられる診断が提示され、どこの医療機関を薦めるか、あるいは薬屋さんへ行ってこの薬をもらって家にいなさいなどの指示は簡単にできそうだ。仮にうまく治らなければさらに質問を繰り返し、たとえ診断を間違えても学習していくので、だんだん

賢くなって診断精度も上がってくるだろう。

　治療においてもある条件を入れれば、何が最適か、どの程度の投与量が最適かなどをたちどころに出して診療の支援をしてくれるだろう。この程度のことはAIとまでいかなくとも既存の技術で個々のプロセスにおける最適解のお薦めぐらいは簡単にできそうだ。

　AIの進歩で、現在のように発熱があって、食欲がないなどの症状でまず内科にいき、がんも疑われるので消化器科に行き、そこで手術のために外科にいくなどのプロセスはなくなるかもしれない。AIがその時点であるすべてのデータを解析して最も重要ながんをすぐに診断し、手術適応から最適な術式、手術前の管理から手術後の管理まで、すべてのプロセスにおけるベストプラクティスを提示してくれるかもしれない。もちろん、所要時間、費用まで寸時に計算してくれるだろう。付加サービスとして保険会社への手続きもAIが代行するかもしれない。

　このような診療プロセスになると、ばらばらにプロセスごとに専門医にかかる必要はなくなるだろう。そして問診や検査と投薬のみで経過観察と言った医療行為には医師はいらなくなるのである。だからAIで仕事が減る職業として内科医があがる。AIが普及しても逆に手術をしたり侵襲的な検査をしたりする医師は当面、残るだろう。手術は術者が主でロボットが従の現在とは逆に、ほとんどロボットが主で、医師がアシストする形態になるかもしれない。単純に切除だけの手術はロボットが画像上の位置情報を参考に出血もさせず正確に迅速に切除するだろう。今のような大型でごついロボットではなく、360度の可動域をもった手の形をした小さなロボットが体内に入り、複雑な手術も上手にやるかもしれない。ステント挿入といった手術

や全身麻酔でも部分的な自動化は必至だ。

　今は夢のように思われるかもしれないが、ある特異点（シンギュラリティ）を超えると爆発的に進歩するだろう。その進歩の前提条件は大量データ、瞬時解析、瞬時学習にある。ここでも今取り組まなければならない最初でかつ重要な一歩はクリーンなデータを大量に得る工夫だ。だから入力の制御は必然であり、カルテも叙述式が減り、自動記載の部分が増えるだろう。

　AIは医療分野だけでなく、大量のデータを使って複雑な判断業務を行う分野では必然的に導入されると考えられ、わが国でも早く取り組むべきだと思う。個人的な意見だが、行政にAIを導入することが日本の生産性向上に最も有効だと考えている。政策判断にも応用できるだろう。もちろん、いくつかのオプションを交えて提示され、最終的には人間が議論して決めるというプロセスになろう。

　AIを必要以上に嫌悪したり恐れる必要はない。むしろAI開発や学習機能のロジック作成などに携わる仕事や、分析などの仕事はさらに増えるだろうし、何より面白そうだ。日本がこの分野でリードするチャンスは十分にあると思う。

　＊　AI電子カルテはそのうちできるだろう。記述の手間は減り、データを自動的に収集、分析し改善点を示してくれるだろう。AI診断ももうすぐだ。24時間365日勉強する相手には勝てない。早く親友になることだ。働きかたは自動的に改革される。

第6章
地域医療構想を読む

1. 医療圏と生活圏

社会医療ニュース Vol.44　No.516　2018 年 7 月 15 日

　6 月は子供の虐待や看護師が誘拐されて殺害などと暗い
ニュースが多かった。極めつけは大阪の地震で、先の熊本地震
と重ねながら大変な時期を思い出していた。被害にあわれた方
には心からお見舞い申し上げたい。

　さて 4 年に一度のサッカーワールドカップが始まったが、対
コロンビアの試合は日本チームの負けを予測するものが多かっ
た。61 位と 16 位では試合にならないと思うのも当然で、テレ
ビ観戦も初めは気合の入らぬ見方だった。結果はまさかの勝利
で期待していなかった分、勝った喜びは増大する。月曜の朝は
総ての日本国民が気持ちの良い朝を迎え、逆にコロンビアは一
同全員がっくりと言った体。もちろん勝ったからと言って日本
の抱える問題が解決したわけではないが、気分は良い。

　前置きが長くなったが、多くの医療者と行政関係者が長時間
労働をも意に介さず熱心に議論してやっと 2018 年の 3 月に各
県の地域医療構想が出そろった。いや、それほど熱は入ってな
かったという県もあろうが、ともかく報告書は提出された。興
味のある方は各県のホームページを開けば、その内容を読むこ
とができる。少なくとも自分の医療圏でどのような議論がされ
たのかぐらいは知っておいた方が良い。全部を読んだわけでは
ないが約 3 分の 1 ぐらいを読んでみた。公開の方法はばらばら
でワードだったり PDF だったりでこの辺は「地域の実情」に合

わせたのか、厚労省からの指令が徹底していなかったのか不明だが、比較が難しい事だけは確かだ。

「地域の実情」にあわせて文章の構成も項立ても微妙に異なるが、当然の事ながら多くに共通するのは人口減と高齢化を嘆き、医師の偏在と地域医療の崩壊を憂う嘆き節だろう。そんなことはずっと前から言われて来た。今更嘆いても始まらない。大和総研の亀井亜希子氏のレポートでは二次医療圏 341 区域のうち 328 区域、実に 96.2％は現行通りで、二次医療圏の見直しはわずか 6 県 13 区域のみである。そもそも医療提供体制が成立しないと考えられる 33 都道府県の 87 区域は見直し無しで、これだけの時間とお金を使って出てきた結論がこの程度というのはいかにも寂しい。この結果をみて、ルメルトの戦略論をふと思い出した。悪い戦略のトップは「空疎である」、次は「重要問題に取り組まない」にまさにぴったし。地域構想の大半が「空疎」な現状追認であり、87 の重点区域は「重要問題」にもかかわらず手付かず。

地域医療構想の議論が始まる時に日病ニュースに、二次医療圏の矛盾を解決せずに議論しても誤った前提からは誤った結論しか導き出されないという主旨の投稿をした。当方の地元の議論を聞いていても規模の大きな熊本医療圏とその他の小さな 11 医療圏の間の矛盾を解決しなければ「抜本的」な解決、即ち医療需要に見合った適正な医療インフラを構築する事は無理だと思った。二次医療圏維持へのこだわりは主に行政、そして医師会にある。既存の枠組みは行政側にとっては既得権であり、これを手放させるにはより大きな権限者が必要であろう。医療圏の議論は突き詰めていえば行政圏の問題であり、廃藩置県の形骸を引きずったままの行政区で議論をすると住民が大迷

惑するということになりかねない。19世紀末まで人口の95%が半径20km内で人生を終えていた。交通網が発達した現在、こうした遺構のような行政区が残ると街の真ん中に線が残り、行政サービスが非効率になる。熊本地震の時に支援物資を他に回そうとしたら市街区以外にはダメと言われた。行政区が不自然なために起こる弊害だろう。

　昔の村や町はその時代の生活圏を基にできた。従って当時の行政区はそれなりに合理性があったと思われる。しかし交通が発達することで時間距離が短縮し、生活圏が拡大していくのだから行政圏は当然それに合わせて変えるべきなのだが、行政側が消極的で進まず、適切な生活圏の設定ができない。宮崎県高千穂町の患者さんは近い熊本市内に救急搬送されるケースが多い。救急なのに途中で救急車を取り換えるなどもあり、患者にはこれまた大迷惑だ。

　それでは二次医療圏の人口密度や人口規模はどの程度が最適なのだろうか。日本再建イニシアティブの人口蒸発「5,000万人国家」日本の衝撃（人口問題民間臨調・報告書）を読むと行政効率の最も良い人口密度は4,000—5,000人／km²で、これ以下だと税収以上のサービス提供となり、これ以上だと税収以下のサービス提供になる。人口規模で言えば20万人以下、さらに入院患者の流入20%未満、流出20%以上でいわゆるトリプル20にあたる医療圏では厚生労働省も医療が成立しないと問題意識を持っていた。高度急性期を担うにはそれ相応の設備と人材と地域の経済力が必要であり、やはり40—50万人の都市でなければ維持できない。そうすると二次医療圏の規模は最低でも50万人程度に再編する必要があろう。再編は既存の行政区ではなく生活圏を基本に組みなおさなければ、県境の医療提

供体制は改善できない。

　地域医療構想は単純に医療提供体制の問題にとどまらず、行政区の拡大的再編の問題になる。平成の大合併は市町村単位であったが、県単位で解決するとなると道州制を考えざるを得ない。人口を集約し効率的な行政サービスができなければ、増税をするかサービス低下を我慢するかしかない。2025 年以降も労働人口は減り続けるので、現役世代の税負担はますます大きくなる。それは我々の問題ではなく、生まれてない世代も含めた後世代につけを回すことになる。コンパクトシティは 50 万人、人口密度 5,000 人／km²を目標に長期的な計画を作り、出生率を 100 年かけてできるだけ 2.0 に近づける努力が必要だ。日本には残された時間は少ない。にもかかわらず国債と言う借金をつくり次世代に負担を付け回して、束の間の経済成長を追い求めているように見える。

　世の中、暗く見えるが「暗さは暗いと認識して初めて、明るくするための現実的方策を考えられるのだ」と佐藤優氏は述べている。まさに至言だ。

＊　やはり二次医療圏の見直しなくして地域医療構想なしなのだ。交通アクセスは改善する一方で、人口は減少する。そうした社会環境の構造的変化を織り込めば、二次医療圏はすでに時代遅れだ。人口規模を最優先に組みなおすのが最も具体的と思うが、やはりここでも「変えたくない派」が多い。

2. 地域医療構想と医療インフラ

社会医療ニュース Vol.44　No.517　2018 年 8 月 15 日

　梅雨が明けてからの猛暑は殆ど殺人的だ。西日本豪雨災害で被災された方も支援者もこの異常な暑さの中の作業は本当に過酷だと思う。熱中症にはくれぐれもお気を付け下さい。さて、気になる事はこの猛暑の原因とこれがいつまで続くのかである。温暖化がある時点を超え、深層部の海水温があがり、海がもうバッファーの役目を果たさなくなるとノーリターン、つまり後戻りできない状況になる可能性が高い。つまり温暖化が加速されるという恐怖のシナリオの始まりではないかと危惧している。

　もう一つの恐怖のシナリオである日本の人口減は 2005 年ごろ始まった。人口減は予測されていた事であり、もう少し早く具体的で効果的な策を打ち出しておくと緩やかな減少に留められただろう。政治家は人口が多く投票率の高い高齢者ばかりをターゲットに集票してきたので、少子化対策は事実上、掛け声だけであった。人口減がノーリターンになる状況は各県で異なる。医療者が積極的に自ら変化しなければならない努力の程はこの人口減少のスピードと既存インフラのボリュームとのミスマッチ度合に依る。つまり、人口減が激しくインフラが過剰な所ほど急速に稼働率が低下することになる。特に元来、病床数が過剰だった地域は病床再編が急がれる。その代表格が秋田、高知、島根の 3 県である。秋田県の人口 10 万人当り一般

病床数は全国平均（702床：2016年病院施設調査）よりやや多い872床（125％）だが、人口減少が▲17.7％（2010年〜2025年推計）と激しく、病床転換や集約が進まなければどこも経営が苦しくなるだろう。この3県の中でも最も状況が厳しい。続いて高知は全国最多の1,094床（156％）の一般病床を持ち▲13.6％と人口が減るので過剰感が著しい。必要以上の病床数を抱えてこれを整理せずに公金で維持すれば住民負担が増え続け共倒れの危険性もある。

　ここで素朴な質問が沸き上がる。そもそも病床は基準病床として政策的なタガがはめられていたはずなのに、なぜ各県の人口10万人当りの一般病床数はこんなに大きな差がつくのだろうか。つまりある県では人口に比べ遥かに多い病床が整備され、ある県では平均より少ないのか（最大値1094床　高知県、最小値492床　埼玉）、他のインフラもその地域特有の事情があって大きな差があるのだろうか。2倍以上も！

　そこで各県の歯科診療所の人口10万人当りの数を算出してみた。驚くことに歯科診療所の数は殆ど人口規模と正比例で斜め一直線上にプロットされる。東京だけが人口に比べ歯科診療所が多い。東京は歯の悪い人が多いのか、少なくとも歯を気にする人が多いのは事実だろう。人口過密地域の東京で歯科診療所が多いとすれば、逆に過疎地では歯科診療所は少ないのではないかと言う新たな疑問もわく。北海道の中空知二次医療圏は人口密度50.4人／㎢と著しい過疎の状況だ。歯科診療所も少ないだろうと思ったがそうではない。人口10万人当りの歯科診療所の日本平均は54.2か所であるが中空知医療圏でも51.4か所と遜色ない数字である。もちろん眼科、耳鼻科、産婦人科、皮膚科などは不足している。それではなぜ人口当りの歯科診療

所は十分な数があるのだろうか。

　そこで今度は診療所（いわゆる開業医）と人口を調べるとこれも東京を除いて一直線上にならび歯科診療所ほどではないが人口に応じた診療所が確保されている。歯科医も診療所医も需要に見合った開業を行っており、まさに神の手が働いて一様に分布している。霞が関文学で表現すると「均霑化」だ。こうした需要に応じた自由な選択が自然な分布を実現している。もちろん歯科も一般の診療所も初期投資が少ない事や歯科では自費診療が多い事等も要因として挙げられるだろう。

　これに比べれば一般病床の県間格差は大きすぎる。これは一般病床に限った事ではなく、療養病床の数は高齢化率や65歳以上人口との関係をみるとかなりばらつくかほとんど比例関係がない。高齢者人口当りの療養病床数が少ないと療養病床の利用率が高いだろうと思うが、これも殆ど関係なくむしろ高齢者人口当たりの病床数と病床利用率は逆比例する。つまり病床数が少なく高齢者が多くても利用率は低い傾向にある。そこで療養病床利用率と平均在院日数（ALOS）を調べると利用率が高いほどALOSは長い。例えば富山県は療養病床の利用率が95%と最高だがALOSも250日と最長である。富山では余りぎみの病床をALOSを長くして埋めるという行動になっているようだ。結論から言えば、慢性期的病床はアウトカムを明確にしないと、病床はすべて使って埋めておこうという行動に出る。もちろん経済的合理的行動と言えるが、正しい選択ではない。一方で人口当たりの療養病床が少ない岐阜県では利用率80%程度でも在院日数は120日程度で適正な運営がされているようだ。

　以上を見ると現状の多くの県では一般病床や療養病床は人口構造や高齢化率に応じた合理的な数ではなく、即ち自然なもの

ではなく人為的な力が働いた結果、不自然でいびつなインフラになっていると思われる。地域の実情に合わせてという一見、聞こえの良い政策が実は地域の声の大きなところに左右されてしまったのかもしれない。地域医療構想でも早い段階から人口や高齢化比率やアクセシビリティなどを考慮して機能別の基準病床を決めておけば自然な誘導、つまり神の手で適正数に近づき現在のような苦労をしなくてもすんだかもしれない。

　これまで各県の病床数は「地域の実情にあわせて」オートノミーの下に選択されたかもしれないが、その選択にはプロフェッショナリズムが欠けていた。同様に一県一医大や一県一空港などの人口規模を無視した政策は地元の選挙対策には有効だったかもしれないが、不自然なだけに維持が難しい。高度急性期病床を維持するには最低50万人の人口が必要であるのと同じだ。原則論のないまま増えた病床を原則論のないまま適正化するのは難しい。少なくとも各機能の目標病床数を各県で日本平均に近づけるぐらいのわかりやすい目標は必要なのではないだろうか。

＊　歯科診療所が多いのは実感できるだろう。しかし医科診療所レベルでみても同様で、すでに開業の適地は限られている。自由開業・自由標榜の結果だ。この体制はいつまで続くのだろうか。

3. 医療構想と医療インフラとしての人的資源

社会医療ニュース Vol.44　No.518　2018 年 9 月 15 日

　日本ボクシング協会の騒動を見るにつけ、この現代日本で今だに終身会長に収まるような人物がいるのかと驚く。しかも定款や規則に終身会長のことは謳われていないので、完全なルール無視と側近の過剰な忖度によるところであろう。日大アメフトの問題でもルールを守らない人物が権力を振りかざすという構造があり、似たような問題だ。監督官庁のスポーツ庁も実態の把握や指導が遅すぎると思う。

　自由にものが言えない体制はスポーツ界に限らず、病院という組織でも同様の病気だ。民主主義では権限が権力に変質しないように牽制関係を作ったり任期を定めたりしている。とくに財務と人事を一個人が独占してしまう状況はその個人がいかに実績があり偉くても長期にわたると腐敗するのである。ルールは守るべし。

　先日、政策研究大学院大学の島崎謙治先生のご講演を拝聴した。地域医療構想や働き方改革など様々な政策課題について深くかつ実際的なお話だった。とくに人口構造の激変は医療だけでなく地域の人々の生活や時に人生そのものにも大きな影響を与えてしまう。地域医療構想も単純に病床機能の再編のみならず、生活基盤そのものやあるいは死生観も含めて考え直さなければならないと思った。冒頭、島崎氏は「看護助手」のなり手がいないので看護師を助手として転用するケースも見られ、逆

タスクシフトの状況であると述べられた。こうした人手不足の状況は今や日本のどの地域の医療者も実感するところではなかろうか。

　地域医療構想では若年人口の減少と人手不足という状況下で、大小さまざまで人口が均一でない二次医療圏ごとに均一な医療インフラを作ろうという試みはかなり無理がある。例えば患者の流出入20％で医療インフラを議論するのも、前提になる行政圏と生活圏が一致していなことを考えると地についた議論とは思えない。3―4万人の二次医療圏に計算上5床の高度急性期が必要といった数字にどの程度の意義と実現性があるのだろうか。516号でも書いた通り小さな医療圏では高度急性期はもちろん急性期医療さえその維持が難しい。こうした地域は人口減が激しく、たとえ補助金で病院を新築したとしても患者減とスタッフ不足ですぐに立ち行かなくなる可能性が高い。同様の現象は5―10万人の人口を抱える中小都市でもいずれ現実になるだろう。立ち行かなくなった自治体病院を巨額の繰り入れで支えることも税収が減ると更に困難を増す。

　人口があるサイズを切るとなぜコミュニティーがうまく運営できなくなるかを考えてみよう。以前も引用したマット・リドレーの「繁栄」（早川書房）によると、現世人類の繁栄は構成員の数を増やす、つまり社会を拡大しながら分業を徹底することで生産性を挙げるという効率化によって達成された。仮に分業が徹底せず農業が専業として行われてなければ、多くの人がいまだに食料調達に追われ、研究開発や教育に携わる人材を社会が生み出す余裕はなかったろう。事実、19世紀末まで世界人口の95％が農業に従事し、食うや食わずの生活維持で精いっぱいだった。日本でも平安から鎌倉時代では人口600万人前後

で推移し、農業技術が向上した江戸時代中期でも人口はほとんど 3,200 万人程度で気候や戦乱に影響されることが多かった。

　もちろん現代ではグローバルな分業のおかげで食料調達が可能になったが、グローバルでない医療や介護、福祉は人口規模縮小の影響を受けやすい。人口規模の縮小は経済規模の縮小であり、分業が難しくなって非効率となる。これは前回も述べたように行政効率の低下にもつながっていく。特に高齢者ばかりだと分業の範囲も量も狭くなり、一人何役やっても追いつかなくなる。とりわけライセンス業は右から左に補充できないのでますます分業できず非効率に拍車がかかる。つまりコストがかかるようになるのである。これが人口規模と非効率の関係だ。このままだと共倒れになるので、人口の集約は必然性がある。

　根本的な原因が若年人口減にあるのなら解決策は出生率を上げることだが 2016 年度の合計特殊出生率は 1.44 と前年より 0.01 の減だった。出生率を上げることはそう簡単ではない。一方で海外人材の活用も有効だが、肝心の人材供給地域であるベトナムやミャンマー、インドネシアなども出生率は低下しており、欧州も交えた人材争奪の様相を呈していると先の島崎氏は述べられていた。個人的には移民の受け入れはある程度必要と思うが、治安や移民のコミュニティー形成による分断、軋轢を懸念する向きも多くこれも難しい。

　IT 化による効率化も将来的には有効かもしれないが時間がかかるという見方が強い。私見であるが IT の分野は初期には単なる珍しいものと映るが、いったん拡がりを見せると一気に普及する傾向にあり、医療福祉分野でも効率化には意外と有用ではないだろうか。ヘルスケア産業の生産性は米国の 62% であることを考えても、遠隔診療や AI の利用はもっと促進され

るべきと思う。今だに対面診療の原則などを持ち出す医療者も
いるが、重症や救急は別にして慢性疾患で毎月病院通いをする
ことさえ大変になりつつある状況を考えると、遠隔診療は便利
でかつ高齢者には歓迎されると思う。人口の集約を進めながら
補完的に遠隔診療を導入し、海外人材も活用してといった様々
な手段を組み合わせて、出生率の回復を気長に待つ以外に手立
てはなさそうだ。

　人口減少に歯止めをかけるにはどうすればいいのかといった
議論は八方ふさがりで手詰まり感があり、すぐに効果が出ない
もどかしさもある。「抜本的」には出生率向上が必要なのだが
なぜ出生率が低下し続けるのだろうか。これは歴代政権の少子
化対策や女性の地位向上策などがポーズだけで本気度がまるで
なかったという大失態のおかげだ。女性の地位向上や男女機会
均等法などを作りながら一方で某医大では女性の合格を意図的
に妨害していた。女性医師が戦力にならないというのが問題で
はなく、医師の働き方自体に問題があるわけでこうした問題を
解決しないと変わらないだろう。

＊　依然として出生率の低下に歯止めがかからない。
COVID-19 のパンデミックのために、2021 年の出生数は 84
万人と過去最少を記録した。減り始めると加速するのが
出生数だ。日本社会に大きな影を落としている。

4. 医師の偏在と流動性を考える

社会医療ニュース Vol. 44　No. 519　2018 年 10 月 15 日

　社会医療ニュース 518 号の 2 頁で澤田氏が書かれていたが、障害者雇用の官によるごまかしは非常に腹立たしい。2018 年 4 月より障害者雇用率が 2.0％から 2.2％に引き上げられ、対象となる民間企業の規模も従業員 50 人以上から 45.5 人以上となりさらに厳しくなった。多くの企業では障害者雇用が達成できないと罰則が与えられるので、障害認定者を探し回ることとなる。官の方も法定雇用率 2.5％と高い目標だが罰則はない。42 年間も水増ししていたわけで、改めて公の責任を問われることとなった。人には罰則を科して自らは恥じることなく不正を継続してきたわけで、これでは示しがつかないだろう。労基の問題でも民にはかなり強硬だが身内には甘く、これでは悪代官だ。信頼できないところに税を払う気にはなれない。

　さて働き方改革の議論では「医師だけ特別扱い」を認めさせようとしているが、逆行している。女性医師が増えても労働時間内で終わらせるのが原則で、医師の使命感や勉強熱心は後からついてくる話だ。自殺が出るほど働かせるのはやはり犯罪だろう。多くの国で研修医やレジデントに一定の長時間労働を認めているが、一人前になったら一般社会と同じ勤務時間で終了するような仕組みとなっている。医師の長時間労働が美談になるような時代ではない。

　医師不足も長時間労働の原因と言われるが、現在の医師数は

人口 10 万人当たり 250 人近くになっており、米国と比べてもそん色はない。数だけ見れば 32 万人と医師はかなり増えている。それでも現場が医師不足を感じるのはなぜだろうか。

517 号でも述べたが、歯科医も医師も県別に人口当たりでみると、人口と比例して分布している。偏在の度合いは標準偏差を平均値で割るとわかる。これを変動係数（CV）という。例えば歯科医は 0.184、医師は 0.179 という値だ。薬剤師も、泌尿器科専門医も 0.192、0.190 と大差ない。一方で心臓外科医では 0.233 と感覚どおりばらつく。だが最もばらつくのは医学部定員数で 0.55 と大きい。学生は生計を立てる必要がない、つまり働いて給与をもらうわけではないので、人口当たりという換算はあまり関係ない。問題は卒業したあとである。数字でみるかぎり歯科医師や薬剤師などは比較的均一に分布しており偏在はない。つまり需要と供給のバランスに応じて多少の凸凹はありながらも、教育を受けた所から「食える所」に移動するので均霑化が自然に達成されるのである。

それではなぜ医師の偏在がかくも問題になるのだろうか。一つは病床が人口に比例しない不自然な形で配置されてしまったことによる。医療法では病床に応じた医師数が求められるので、病床が多いと医師も多く必要になる。もう一つは病床機能分化が不十分で忙しい急性期も慢性期も一般病床でくくられていたので、多忙な急性期病院では医師の過剰労働で支えられ不足感が増す。慢性期、特に療養はアメリカでは skilled nursing care の世界であり責任者は原則ナースで医師は側面から関与する体制だ。以上の 2 点は徐々に是正されつつあると思われる。

もっと重要な 3 つ目はそもそも医師の教育体制に偏在が内在

されているという点である。県別の医学部の一学年の定員を人口10万人当たりでみると、日本平均が7.39人だが県によって大きくばらつく。最も多いのが石川の19.7、鳥取の19.2で逆に少ないのが埼玉の2.75、静岡の3.24で最大7倍も異なりしかも実感と合う。石川も鳥取も人口当たりの医師数は全国平均以上なので、卒業してもあまり残らないか、逆に残れないのかも知れない。無原則に医大が新設され無原則に病床が拡大したが、やはり歴史的に医大の多い西日本で医師数が多い。昔は卒業したところに原則残る風習があり、しかも大学は経済原則にとらわれず無給、薄給で医師を抱え込むことができたので、人口比に合わない不自然な配置となった。また、医師が多いと逆に病床数も増やせるという関係なので、西日本に病床が増えたと思われる。

　また、旧来の医局制度では医師の徒弟制度的縛りが多く自由に職場選択ができなかった。これも需要と供給に応じて医師が移動できず偏在の大きな要因となる。加えて学生の科選択にはほとんど規則性がなく、大学側も来る者は拒まず、多ければ多いほど良いという姿勢なので、科の偏在が増幅される。社会的な必要性よりも人気、不人気で科の選択が行われると、必要にもかかわらず不人気な科は継続性を失う。

　先日、熊本県専門研修プログラムに関する協議会があったが、専門医機構が言っていたし各学会も非入局としていたのに、入局という形をとっており、ここで縛っては偏在の解消はできないと思われた。しかも最初から選択肢が限られ、将来にわたって偏在が固定化されるだろう。事実、まったく応募がないか極端に少ない科もあり、これが継続すれば指導者もいなくなり、教育体制の維持すら難しいだろう。私見であるが科の選

択は専攻医終了後で良いし、自由に好きな科を選ぶのではなくドラフト制にしてはどうかと思う。

　バラツキは医師でも薬剤師でも歯科医師でも人口比でみるとそれほど変わらない。しかしなぜ医師だけ偏在が問題になるのだろうか。薬剤師も歯科医師も多少の専門性はあっても、基本的に general である。一方、医師のみが各々に専門性を持ち基本的に general ではない。偏在の議論は様々であるが、数字で分析する限り、日本において総合医が育てられなかったことが「偏在感」の最大の原因と思われる。科と言う専門性で人間の病態を細切れに診れば診るほど数が必要になる。医師偏在対策についての厚労省からの文書（2018 年 2 月 9 日）では総合医について全くふれられていない。いっぽうで総合医に消極的な医師会が唱える「かかりつけ医」はよく行くところ程度の意味で、機能を表したものではない。この言葉を法的に位置づけようとしているが、曖昧な定義は法解釈の幅が広く、ある意味危険だ。何より偏在感の解消にはならないだろう。

　＊　欧米では医療需要の 6 ― 7 割は総合医がカバーする。日本では一人の患者の疾病を、専門医が小分けして診る。当然、検査や薬剤に重複が出る。総合医が養成できなければ AI 診断にとって代わるかもしれない。

社会医療ニュース Vol.44　No.520　2018 年 11 月 15 日

　519 号でも触れたが 10 月 22 日に国の身障者雇用水増し事件の第三者検証調査委員会が結果を報告した。国の 28 行政機関で 3,700 人の水増しが行われ、うち 93％が身障者手帳や診断書がなかったと報じられた。「きわめて由々しき事態」と結論したが、違和感があるのは「意図的ではなかった」という一言である。そもそもルールを作りそれを他に適用する、それも意図的に強制力をもって実行する立場でありながら、意図的でないとする判断はどこからでるのだろうか。論理的でない不可解な結論だ。何の意図、目的もなく水増しをするとは考えにくい。意図的でなく昔からやっていたとか、知らなかったが通用するなら労基のタレコミによる遡っての罰則はどう説明するのだろう。厚生省は猛省するらしいが、反省だけなら誰でもできる。2017 年度に企業から国への納付金が 293 億円でうち 227 億円が基準を上回った企業へ支給されている。企業は不足した障害者一人あたり月 4―5 万円の納付義務がある。これを国に当てはめると年間 2 億 2,200 万円の罰金となる。42 年間だから単純に計算しても 80 億円近い額となる。今後どのような処分になるか不明だが公務員給与の減額などがけじめとして必要だろう。注視しておきたい。

　ところで地域医療構想は県の保険医療計画に盛り込まれ 6 年間にわたって実行されることになる。保健医療計画は各県ごと

に作成され本年4月より実行に移されている。熊本県では第7次保健医療計画としてホームページから閲覧できるが、たとえば人口規模が近い岡山県（第8次保健医療計画）と比較すると、そもそも章立て、項立てがばらばらで原則がない。様々なことが様々に書かれており、まさに比較困難。うがった見方をすれば比較ができないような編集である。これもまた地域医療構想と同様で、類似した地域の良い点、悪い点を学べるようなまとめ方ではない。ここでも「地域の実情」に合わせるべきでないものまで合わせている。厚生労働省は各県の報告書のフォーマットぐらい統一して欲しい。以前も述べた災害ハザードマップも市町村毎で色使いやスケールが異なり、これもまた地域間での比較を難しくしている。

　なぜこういうことを指摘しているかと言うと各市町村における行政文書に統一感が全く見られないのとその改善が一向に進まないからである。このことは各文書を作る、あるいは業者に作らせるにしても多大な経費と時間がかかるのと、現場の担当者に無駄を強いていることを意味する。先日、県の医政担当者と車中で長い話をしたが、元SEだった彼がこぼすのは、民間から来て初めて分かったことは「無駄な仕事がいかに多いか」ということと「上にはなにも言えない風土」で半ばあきらめ顔の若い職員がかわいそうになった。彼の直近の仕事は元号の更新作業で、県ではいまだに元号が使われているのでこれに伴ってシステムだけでなく行政文書、各種印刷物も変更しなければならない。当院では私が院長になった時点で院内文書、公式文書もすべて西暦に変更した。めったにないとはいえ元号を正式文書に使うのは不利益が多い。なぜなら元号は直前に決まるので変更作業が慌ただしくなり、作業に伴うミスが発生しやす

く、また元号が3代にわたると計算しにくくなるなど負担も大きい。ちなみに患者さんに名前と生年月日を尋ねると、40歳代までなら8割ぐらいは西暦で答える。そのほうが間違わないし、こちらも確認の手間が省ける。

　地域医療構想の報告書を読むたびに、重要事項、つまり医療圏の再編や県境問題などの抜本的な問題に取り組んでないことに気づく。ほとんど触れてない県もあるので、重要な関心ごとではないようだ。さして重要でもない20%流出、20%流入などは継続課題としてとらえているところも多い。県境と関係なく患者の移動は自由なので、流出入自体は基本的に問題ではない。問題はそれぞれの自治体がそれぞれ中途半端な自治体病院を中途半端なサイズで作ることだ。しかも建築費が高騰しており、弱小自治体の財政負担は増すだろう。自治体は病院を建築することが最大目的で、その長期的な運用や継続性などは二の次のようだ。地域医療構想がうまくいかないだろうと思うのは二次医療圏の再編以前に自治体の再編が必要だからだ。それぞれの自治体のエゴが生活者の立場を無視して箱モノを造っている。

　政府はITガバメントと称して行政の効率化を目指しているが、一向に進んでいない。前述の県職員が嘆くように、行政文書がIT化されてないので、いまだに紙でのやり取りが多く、ミスと無駄を発生させ、結果的に残業が増え疲弊する。病院でも電子カルテは普及してきたものの、標準化が不十分で統一番号も導入されてないので、これまた無駄が多く、残業が発生する。皆、好き好んで残業しているのではなく、非効率、つまり生産性が極端に低いがために時間を延ばさざるを得ないだけだ。医療におけるIT化、とくに電子カルテの導入は最初から

間違いだらけだった。電子カルテは掲げている高邁な理念とはかけ離れ、新たな公共事業となり、金食い虫となった。この最初の間違いは非常に罪深い。致命的な欠陥は個人識別のための発番システムが殆ど考慮されてなかったこと、データの二次利用も設計思想に無かったこと、データのクリーン度を保つ標準コードが確立していなかったこと、さらに標準コードがあってもそれを強制力をもって導入できなかったことなど、初めに間違えばあとはますます大変なのだ。

　標準コードがないまま無原則な電子カルテ開発が行われた結果、データの互換性や質の担保ができなくなった。厚生労働省が電子カルテ導入時に示した３原則すなわち真正性、見読性、保存性は紙カルテの持つ機能を電子的に担保する法的要件であり、電子的機能を定義した要件ではない。これを取り違えたので紙がディスプレイに変わっただけだった。今から電子カルテを標準化するのは難しい。現在、パス学会と医療情報学会合同で取り組んでいるのがパスデータの格納基準の標準化である。大変な仕事ではあるがここで標準化をしておかなければ、日本の電子カルテはノーリターンになるだろう。

＊　DX がはやり言葉になっている。IT の導入は医療でも必須だが、IT による効率化すなわち生産性の向上にはデータの二次利用が必須だ。さらに、医療の標準化がきちんと進むことがデータ利用の前提にある。デジタル庁は発足したが、COVID-19 のパンデミックに隠れてなかなか中身が見えない。

6. 地域医療構想は本当に実現するのか

社会医療ニュース Vol.45　No.530　2019 年 9 月 15 日

　岡田玲一郎氏から本紙の 12 月での終了が伝えられた。ご高齢とご病気なのでやむを得ないが残念である。筆者も拙文を掲載して頂いており、毎号、四苦八苦しながらも勉強になっていたのだが。岡田氏の歯切れの良い物言いと的確な予測がいつも楽しみだった。医師でない方からも師として慕われたのは、医師以外の視点や昔の病院経営の状況などを臆せず本音で語られてきたからだろう。本音でずばずばいうので医者でもないくせにと言った批判を時に聞くが、医者でない分、忖度もおためごかしもなく、より真実に近い。社会医療ニュースは消えてもどこかに書き続けてほしいものだ。できれば真面目な本音トークの交流ができる場として、誰か社会医療ニュースを継続してくれればと思う。

　さて今回は、社会医療ニュースが 12 月で終了する前提で、以前シリーズで書いた「地域医療構想を読む」の続編を書く。地域医療構想がわが国の医療提供体制に重要な影響があると考えるからだ。地域医療構想の最終目的はその地域における適正な医療や介護のインフラと機能の提供、結果としての地域包括ケアシステムの完成にあると思う。残念ながら、こうした方向で議論が進んでいない。現状では 2025 年にも 2030 年にも間に合わないだろう。膨大なエネルギーを費やしているが、この構想を一つの事業として考えると、初めに解決しておくべきもの

を放置したまま船が出港し、予測された荒波と暗礁に乗り上げて、目的地を完全に失っている。

　この構想における欠陥は①「二次医療圏の定義を明確にしないまま出発した」、②「主体性を持って進めるべき行政担当者の経験不足と人材不足」、③「多くのステークホルダーがいるにもかかわらず、医師会に丸投げしたこと」の３点に要約できる。

　まず①の二次医療圏の定義だが、時代の変遷、特に人口構造やアクセシビリティの変化に応じて、適切に微『調整』しておけば良かったのである。医療だけでなく教育や文化、経済、行政も含めそもそも一定程度の人口インフラがなければ成立しない。高度急性期医療は人口規模50万人ないと成立しない。もちろんアクセシビリティが向上すればその範囲も人口も拡大する。しかもこの圏域設定、すなわち構想区域は行政区を基本とするのではなく、人々が行き来する生活圏をもとに再設定されねばならない。現状の調整会議などの議論をみると、何故、こうした社会インフラの大原則を最初に再定義して、議論を出発させなかったのかという疑問が沸き上がる。こうした社会改革を実現しようとする時には多くの抵抗勢力が出現するというより、元々改革を好まない勢力が表に出てくる。現状から利益を得ている既得権者達である。しかし社会変革の主役は地域住民でありわき役は行政である。行政が正しい方向性を示し、改革を進めなければ「効率の良い、質が高い、価値の高い、つまりコストの安い医療・介護・福祉サービス」は実現できない。結論を言えば人口50—100万人単位の生活圏をもとに医療圏を再設定し直すべきである。

　②に移ろう。行政担当者の２年交代は日本の行政担当能力を

著しく阻害している。特に IT 化などの情報革命後、コロコロ変わる担当者に現場が振り回されている。もとより官は失敗を極端に恐れるので、少なくとも自分の任期中は前例踏襲し変えたくないという姿勢が見え見えである。これは本当にやる気のある人材をスポイルし、目立たない、特異な意見を持たない人が多くなるという意味で組織は死ぬ。しっかりした意見を持ち、やり抜くといった気概のある人材は育たない。読者のなかに第○次○○県保健医療計画を読まれたかたがおられるだろうか。かつ他県と読み比べたことのある方がどのくらいおられるだろうか。医療制度の研究者ぐらいしかこうしたことはされないだろうが、文章は多彩で多才だが内容は似たりよったりでほとんど前回と変わらないものもある。

　外部から見て批判めいたことを書いたが、現場で一緒に仕事をすると担当者にも同情すべき面が多々あることに気づく。2年交代で他分野から異動してきても、そこに精通するには数年かかるだろう。法的な解釈や制度理解にも相当な努力を要するし、加えて現場を理解しかつ非効率な仕事もこなすのは、正直辛かろう。十分な経験と理解がないまま医療関係者と対峙することは難しい。基準病床と言う考え方は以前からあったが、現実には各県の人口当たりのそれぞれの病床数は大きく異なる。これは各地域の実情に合わせたというより、行政が主体性を失い、地域エゴに流されてしまったせいではないか。このため、抜本的な改革と微調整ができないまま、社会の変化に対応せざるを得なくなった。

　行政がわき役を果たせないなら、それに代わる役者を見つけなければならない。それが医師会である。そしてほとんど丸投げ状態になった。二次医療圏の見直しも変えたくない行政と医

師会の思惑が一致し、動かなくなったように思う。医師と一口に言っても、それぞれの置かれた立場や地域における役割も大きく異なる。もちろん医師会に加入していない医師もおり、医師会と言うくくりで医師の全体像を表すものではない。医師会員と言っても様々で開業医、勤務医、医育関係、研究者など働き方もかなり異なる。さらに公立があり、公的があり、それ以外の医療機関がありと働く母体もそれぞれ異なり、この中で行政のカウンターパートになるのはごく一部の医師であろう。地域医療構想では現実の病床数や機能を調整会議という「協議」の場で「調整」することになるが、これは例えば当該地域のレストランの席数やメニューをみんなで（現実には無理なので選ばれた一部で）決めることに近い。もちろん、この比較は単純すぎてふさわしくはないが、各医療機関の業態や将来に影響する事業内容という、存続にかかわる問題であることは分かりやすい。こうした決め方は一見、民主的に見えるが、重要なことは誰が『選ばれた一部』になるかによって妥当性が大きく異なる点である。財産権にも触れる微妙なところなので調整は難しいし、軋轢も生むだろう。公正さ公平さを期待したいがこれもまた難しい。

＊　本紙の廃刊は小山秀夫先生のおかげで免れた。地域医療構想会議に最も欠けているのは住民目線であろう。医療の供給サイドばかりが議論しているが、地域住民がどのような医療を求めているのかの原点に立ち返らないと、本当の意味の「構想」は出てこない。ステークホルダーの「談合」に見える。

岡田玲一郎氏のご逝去を悼んで
─孤高の伝道者─

社会医療ニュース Vol. 46　No. 537　2020 年 4 月 15 日

　去る 3 月 6 日、長年の師である岡田玲一郎氏が亡くなられた。1997 年に最初の出会いがあり爾来 23 年間、様々な教えを受けた。今日、済生会熊本病院があるのも須古博信元院長と岡田氏の出会いから始まったと言ってよい。そのくらいこの出会いは大きなインパクトであり、新病院建設移転というタイミングも最高だった。

　須古先生に言われてクリニカルパスの勉強に行ったのが岡田氏と私の最初の出会いだった。64 歳の時にメイヨーで心臓バイパスの手術を受けておられたので、その直後だったのだろう。ネクタイではなく頭にバンダナを巻いて、およそコンサルとも程遠い、気さくと言うか一風変わった雰囲気だったのを覚えている。コンサルタントでは収まり切れない教育者であり、何より日本の医療に新しい風を吹き込む伝道者と言うのが一番近いと思う。自信に満ちた岡田節は多くの修羅場を経験して来たからだろうか。でも自分の主張の押し付けではない。昔、ある講演で脳卒中のために四肢硬直した寝たきりの患者さんの写真を出されて、「皆さん、どう思いますか？急性期病院に入院している必要がありますかね？どうでしょう？」と問いかけられた。あくまで聴衆に考えさせ、感想は述べるが答えは言わない。こういったスタイルでの講演は初めてだったが、ストレートな物言いで説得力があった。医療現場にも詳しいので、てっ

きり医師だと思ったのだが事務長経験もあり大学で教鞭もとったという経験もあり、アメリカの医療制度にも詳しい薬剤師であった。

　ストレートな物言いはわかりやすい反面、カチンとくる人も多いだろう。とくにプライドの高い医師には「医者でもないくせに」などという批判をする人もいた。医療制度を語るのに、医師だろうが医師でなかろうが関係ないはずで、述べていることが正しいかどうかだけだ。話す人のバックグラウンドにとらわれ過ぎると、正しい意見も素直に受け入れることが難しくなる。医者の常識が世間の非常識になりやすい一因は過剰なプライドだ。医師であることだけが唯一のプライドであり、そのプライドと言う色眼鏡をかけて世の中を見るとすべてが同じ色に見えてしまう。医師が陥りやすい偏見なので心しておいたほうが良いだろう。

　医師でもなくアカデミアの人でもない岡田氏が多くの信頼を得た理由は、たぐいまれな洞察力と先見性であろう。日本の医療制度の変遷を見ると岡田氏の予測通りに進んできた。パスも然り、レットミーディサイドも然り、LTACも然りである。いずれも海外事例であるが、一貫して言えることは「正義」だからと思う。おかしいと思うことに対し、おかしいと言い続ける姿勢は正義そのものだ。最近の社会の風潮を見ると、上位の権力者に妙な忖度をし、自分の出世や栄達ばかりが優先され、言うべきことを公の場で言わない人も多い。

　これからの医療界に何が必要なのか、世界の医療がどこに向かって動いているのかなどについて独特の嗅覚があった。それは単に「流行り」と言う意味ではなく、社会にとって本質的に重要なものは何なのか、医療者と患者の関係、死に方など制度

を越えたあるいは経済という枠を超えた深さがあり、その根底に「正義」がある。講演の時に何をどうすれば儲かるとか、加算が取れるなどの話は聞いたことはない。前号にあったように「ビジネス」の意味は利益を上げれば良しとするものではない。正しいことをやり続ければ、診療報酬などは後からついてくるという正義と自信が岡田氏にはあった。

　昨年の連休明けに、神戸で須磨病院の澤田先生、岡田先生、と私で3人会と言うのをやった。何人入るかわからないが、別に赤字でも構わない、好きなことをしゃべっていいと言われた。ふたを開けると結構の入りで、私も安心したのだが、その時に顎下部の腫瘍について聞かされた。これから検査をすると言われ、悪性でなければよいがと願っていたのだが。トモセラピーで効果があり、嗄声が残るものの講演可能と言うことで、本年の1月27日に、当院でも講演をしていただいた。声が出にくいので辛そうではあったが、講演こそ岡田氏の生きがいでもあったろう。さらにすでに死期を悟られていたのか、覚悟ができていたのか、余裕すら感じさせる最終講義であった。

　この講演の後に食事を同席させていただいた。ちょうど自分も病院の譲渡案件が調整会議で否決された直後で、考えること多々あったが、帰り際に「先生のほうに正義があるな」と言う言葉をかけられた。反対する人が多くて理解する人が少なくても、慧眼の岡田氏に言ってもらったので、正直、うれしかった。やはり、解る人には解るのだ。

　岡田氏からの最後の自筆のメッセージをファックスで頂いた。2月27日付けなので、社会医療ニュースのチェックをされていたのだろう。字がかなり乱れていたので、なかなか読み取りにくかったが「OKです。リハも入院リハか外来リハのど

ちらかですね。一般の病気も入院が必要か否かではないか?!」とあった。私の書いた前号に対するコメントだが、必要のない入院やリハ、しかも効果がなければ医療費の無駄であり、無価値ということだ。最後の力を振り絞って書かれたのかもしれない。

　前号最後の文章、「死にゆく人間として、欲も固執もなく、そう思うのだ」は岡田氏の人生に対する姿勢をまとめたものだろうと勝手に思った。強い問題意識を持ち、それを社会に問いかけ、ともに解決しようとする人を育て、俗っぽい栄達や評価を求めず、正義を貫いた人生だった。ちょうど森友学園の国有地払い下げ問題で公文書の改竄を迫られ自殺した近畿財務局職員の手記を読んだ。改竄を部下にさせ責任を押し付けた優秀と言われる官僚たちは、足のつかない上手な答弁はするが不正義の塊だろう。彼らは世間的な栄達をなしたかもしれないが、良心に恥じるだろう。岡田氏は若いスタッフに教えている。働くうえでモヤモヤはいつでもあるが、それを大事にして、もし納得がいかなければ辞めればよかろうと。

　享年88歳、最期まで毒舌とユーモアと正義を貫き通した岡田玲一郎先生、お見事！

第 7 章
COVID-19 と医療

1. COVID-19 と医療体制

社会医療ニュース Vol. 46　No. 538　2020 年 5 月 15 日

　世の中コロナ一色と言う感じで、状況と情報は刻々と変わっていく。この文章が出る頃には、事態も変わっているだろう。初めは 1 月に伝えられた遠い中国・武漢での話だったが、2、3 か月でほとんどすべての国に伝播した。わが国では 4 月 24 日時点での感染者数は 12,388 人（新規報告数 435 例）、死亡数が 317 人である。4 月 7 日に 7 都道府県に緊急事態宣言、17 日に全国へと拡大された。

　済生会熊本病院入院中の COVID-19 陽性例が 4 月 4 日に熊本市より公表され、すわ、院内感染かと休日にもかかわらず対策に大わらわとなった。翌、日曜の朝から保健所の関係者と当院幹部、担当者 80 名近くが集まり対策会議が行われた。入院および救急の受け入れ停止や、不急の手術延期、月曜外来休止など、院長の指揮のもと万全の体制が敷かれた。

　自分自身も当該患者の病棟に出入りしていたので PCR 検査の対象となり、鼻腔からのサンプルを採取することになった。採取したサンプルを容器に移すのだが、名前を自書してくれと言う。自書して他の袋に入れ保管するが、この容器にも袋にも ID 番号やバーコードがない。検体検査管理室長を仰せつかっている手前、致命的な検体取り間違えには敏感となっており、少し不安を感じた。また、名前を自書しても読めない場合や、同性同名の可能性もある。採取時に名前と生年月日の確認もな

かったので、いよいよ危ないと思った。

　月曜の外来はお断りしているので閑散としていた。入院も手術もないので関係者以外は手持無沙汰であったが、夕刻になって熊本市から当該患者の検査は実は陰性で誤報であった旨の報告があった。一同、安堵とともに拍子抜けした次第。191名の接触の可能性のある関連スタッフもすべて陰性であった。結果的には、やらなくていい仕事だったが、全員陰性であったので、少なくとも蔓延などの状況ではないし、スタッフから患者へうつす可能性もなく、一安心。4月6日、熊本市長の謝罪会見が開かれたが、誤報の原因は単純な入力ミスで、やはり検査体制が人員、器材の不足のみならず、システム的にも余裕がないようだ。日本で検査が進まないのは、そもそもこうしたパンデミックに対応する準備が韓国や台湾などに比べ遅れていたためだろう。医療崩壊の可能性も報じられているが、あまりにも情報提供が少なく、透明性、公開性に欠けると思われる。

　大都市部でのコロナ感染拡大は現時点で終息に向かってはいない。従って集中治療体制が脆弱な地域では、今後、必要な治療ができない可能性もある。もともと人口10万人当たりのICUのベッド数はドイツ、イタリアの30、12床に比し、日本では5床程度しかなく、しかも人員配置も薄い。急性期病院の救急や重症系の医療体制は先進国に比べ、かなり見劣りする。しかも、いずれも採算性のあう診療報酬体系ではない。米国では急性期病院の稼働率は60—70％と言われ、これで採算が合うように診療報酬が設計されている。日本では90％を切ると経済的に危うくなる状況で、常日頃から余裕をもって運営されているわけではない。ICUの費用も米国（クリーブランドクリニック）で一日の室料と食事代含め5,136ドル（約55万円）、治療

費はそれぞれ異なるが平均 100 万円はかかるだろう。日本では入院 7 日以内で一日約 13 万 7 千円なので、もともと高額のアメリカに比べても相当の安さである。コロナ関連感染者の入院料は 4 月 23 日の通知により 16—28 万円と倍増されたが、それでもかなり安いのは事実だ。こうした重症系は採算度外視の診療報酬が設定されてきたし ICU の数、人員自体も初めから余裕があるわけではない。今後こうしたパンデミックが増加するとなると社会全体の保険として重症系医療に資源配分を重点的に行う必要があろう。

新型コロナの特徴はその感染力の強さにある。無症状でも感染させるうえに、最近の報告では症状が出る 0.7 日前が他の人に感染力が最も強いとあった。そうすると感染経路の特定はますます難しくなる。院内感染なのか持ち込みなのかもあまり意味がなくなるだろう。未知のウイルスゆえに絶対的な正解はなく、試行錯誤を繰り返しながらより正解らしい治療法を探る以外にないのが現状だ。現時点で確実に言えることは接触するなということだけなので、移動制限が唯一の対策であるのはやむを得ない。もちろん、ワクチンの開発が決め手となる治療法だが、製造にも時間がかかるだろう。終息には、2—3 年かかるという説もあり、経済的な打撃も大きくかつ長期化が予測される。

もう一つの未知は無症状で済む人がいるかと思えば、一方で比較的若く併存症がなくても急速に悪化し重症化、最悪、死亡するケースがあることだ。8 割は軽症と言うことだが、その転帰がこんなにも異なる理由は何だろうか。そもそもコロナウイルスに対する抗体を持っているのか、重症化を促進するような遺伝的背景があるのかなど、これからの大きな課題となろう。

このような時期にトランプ大統領のWHOへの拠出金停止や消毒剤の点滴発言などリーダーとしての資質をより強く疑わせるものだ。今こそアメリカ・ファーストを一時棚上げして、世界のリーダーとしての役割を期待されているのだが。一方の中国も、初期対応に失敗しておきながら、武漢でのコロナ制圧を自慢げに報道しているが、こうしたグローバルな感染と言う人類全体の問題を国威発揚や覇権に利用すべきではなかろう。

　コロナ肺炎による外出自粛下で遠出はできない。家で過ごす時間が多くなり、いつもはできない庭仕事ができるようになった。今年はいつになく新緑が美しいと思ったが、人間活動減少による大気汚染の改善がパリでもニューデリーでも伝えられている。世界を我が物顔に支配している人類に鉄槌を下すかのようなウイルスの反撃だ。やはり人間は自然が大好きだが自然は人間が大嫌いなのだ。ジャレド・ダイアモンドの名著「銃・病原菌・鉄」にあるように文明崩壊につながった微生物との戦いは長期戦になるだろう。

　次回はコロナ以降の医療がどのような世界になるのかを予測してみたい。

＊　COVID-19との戦いが始まった頃の医療状況だ。手さぐりだったが、データが集まるとその対策も打ち出しやすい。ただ、平時の医療提供体制が緊急時には対応できないことが露呈した。とりわけ急性期医療の脆弱さが目立った。

2. COVID-19 後の医療

社会医療ニュース Vol.46　No.539　2020 年 6 月 15 日

　先日、久しぶりに清澄な空ときれいな満月を観た。人間の活動が少しでも抑えられると大気汚染はかなり改善される。人類滅亡後の世界と言うテレビ番組を見ていると、突然人類が消えると 100 日で完全にきれいな空に戻ると言っていた。封鎖中の大都市で車も人もいない風景を見ると、まるで滅亡後の世界だ。人間だけがすべての資源を独占的に使用し、他はすべて動物園や保護区か家畜として閉じ込められる世界は許されない。

　5 月 23 日時点で近畿地域の緊急事態宣言が解除され、続く 25 日には首都圏も解除された。今回はいわゆる 3 蜜を避けることで、接触を減じ、COVID-19 のアウトブレークを抑え込んだ形だ。状況的にはペストやスペイン風邪の時と同様、有効な治療薬や予防薬がないので、当時も起こった第 2 波、第 3 波も当然予測されている。つまり、完全収束には 2 ― 3 年かかる、あるいは収束しないままインフルエンザのような季節性の流行という形になるかもしれない。今後、人類の生息域が拡大し、野生動物との接点が多くなると新興感染症はまた発生するだろう。これは病原体と人間の永遠の闘いだ。

　現在、先進国では COVID-19 対応をめぐる検証作業が様々な形で始まったが、米中が責任を押し付け合い、WHO が崩壊するような事態は望ましくない。わが国の対応は感染数や死亡率をみても EU や米国に比べて良かったと言えるだろうが、韓国や

台湾に比べると改善すべきところも多々あろう。とくに初期に問題になった PCR 検査体制は、検査数を抑制せざるを得ない状況で、完全に後手に回ったと言わざるを得ない。一応の戦時体制をとっている韓国と比べると、その備えは不十分でまさに不意を突かれたという慌てぶりだった。医療崩壊を心配する前にすでに検査体制の不備が露呈し、SARS や MARS の教訓は生かされていないようだ。今回のようなパンデミックは社会全体に影響を及ぼすという意味で、国防問題に近い。マスクやゴーグル、ガウンなどの一定量のストックは当然、戦略的備蓄でなければならないだろう。

　検証すべき第一はクルーズ船のデータである。乗客・乗員 3,711 名中感染者は 712 名で感染率は 19.2%、死亡患者は 13 名で感染者の 1.8% であった。 5 月 23 日時点でのわが国の感染率は 16,550/1.26 億人＝ 0.013%、死亡率は 820/16,550=5.0% なので閉鎖空間では感染率は高いが、医療対応が早ければ死亡率は少ない。一方、市中感染になると感染率は圧倒的に低いが死亡率は 3 倍ほど高い。PCR 検査が十分でないため感染の把握が少なく比較的重症例のみが診断されたため、死亡率が高くなったのかもしれない。限られた検査しかできない体制で試行錯誤が続いたが、データの管理や解析、現場へのフィードバック、情報公開は遅かった。e-government と言うほどには役所の IT 化は進んでいない。相変わらずアナログ的対応が多く、指揮系統も複数あって、効率的な対応ができなかった。デジタルデータを系統的に集め、解析する専門部署があれば、早めの結果を現場に返すことができただろう。またこうしたデータを公開すれば、多くの研究者によって様々な分析が迅速に行われることで、新たな対策を打ち出すのに役立ったかもしれない。ドイツ

ではスマホで簡単に済むと言われている特別給付金も日本では
デジタル化が遅れ、手書き郵送のほうがむしろ早いのも IT に
よる効率化が遅れた象徴的な事象だ。

　今回の COVID-19 騒動で最も増えたのがウェブ会議やオンラ
イン会議であろう。医療の分野でもオンライン診療の導入が加
速すると思われるし、またそうでなければ働き方改革もままな
るまい。COVID-19 の収束には数年かかると言われているので、
オンライン診療のメリットを最大限生かした診療形態をいかに
早く定着させるかが課題だ。こうした新技術の導入がスムース
にできる組織とできない組織では今後大きな差がつくだろう。
働き方改革につながるオンラインの診療、コンサルや AI によ
る問診アプリなどはますます導入され、診療の形態を一変させ
るだろう。対面診療にこだわって、IT の導入が遅れると、患
者や保険者からそっぽを向かれる可能性もある。

　とりわけ、高齢者の慢性的な受診は本人の負担だけではな
く、介助者を必要としたりアクセスの問題もあったりで社会的
負担も大きく、今後ますます厳しくなると予想している。さら
に、高齢者救急は激増するが、積極的な治療介入よりも生活介
護支援を求めるケースが増えると予測している。従って高齢者
救急にある程度特化した救急体制が望まれる。

　また高齢者は複合的な疾患を持ち、その治療選択も多様であ
る。そういった意味で日ごろから全身を診ている総合医のよう
な存在がこれからますます重要になろう。今回のコロナ肺炎
でもドイツの死亡率が低かったと NHK で報道されていたが、こ
れは GP（general physician）の存在が大きいと思われる。つ
まり薬歴、病歴、家族歴にも詳しい、日頃から全身を診ている
総合医が新型コロナ肺炎を疑って検査を出し、専門医と二人で

204

診療する形態は抜けがない。しかも熱がある新型肺炎疑いの患者を拒否するということはまずない。外来の体制も変わらざるを得ない。発熱・咳患者つまり飛沫感染の可能性のある患者はオンラインや別ルートで問診、診察する体制が必要である。お互いの接触を避けるためにはまずはオンライン問診が有効だろう。早晩来る２波、３波に対する診療体制も準備していたほうが良いし、公衆衛生学的にも初期のデータをデジタルで収集し、地域ごとに流行の予兆を早めにキャッチして注意を呼び掛けるなどの対応も必要になろう。

　働く側も発熱を押して出勤するなどの行為もやめなければならない。自分もそうだったがかつては熱があろうが咳があろうが多少のことで休むなどもってのほかと言う風潮があった。今回のパンデミックは医療だけでなく経済、政治、教育など社会構造に大きなダメージを与えたが、逆にこの機をとらえて改革のスタートとできれば災いを転じて福となすことができる。

＊　COVID-19 対応では急性期医療だけでなく、医療周辺のロジスティクスも脆弱で、マスクやベンチレーターなどの不足が顕在化した。さらにエクモなどの高度な技術もそれをオペレートする人材が不足しており、重症患者の治療は限界点だった。また、行政対応もアナログ的で、迅速正確な給付などが思うに任せなかった。こうした反省点は大いに議論して対策を練るべきだろう。

<table>
<tr><td>3.</td><td>COVID-19 以降の働き方を考える
―働くとは何か―</td></tr>
</table>

3. COVID-19 以降の働き方を考える ―働くとは何か―

社会医療ニュース Vol.46　No.540　2020 年 7 月 15 日

　非常事態宣言の間は週に一日だけテレワークの日を作った。以前から時々、Skype などを使ってテレカンファレンスなどを不定期にやっていたのだが、これを機に定期的にやってみることとした。家で過ごすというのもそれなりに邪魔や誘惑が入り、仕事の効率が保てるか心配だったが、ルールさえ決めてその通りにやれば意外とさばけた。職場に足を運ぶというのが習慣になっていて、とくに明確な仕事がなくてもとりあえず行ってしまう。行ったら行ったで、これも習性に近いのだが適当に仕事を作って、「今日も一日忙しかった」などと言って帰ってくる。忙しい医療現場ではあるが、学会や会議がキャンセルになったりウェブに変わったので、その分、多少の時間的余裕もあった。

　働き方改革は昨年から推進されてきたが、今回の COVID-19 以降、オンライン診療も含め、ウェブ会議やウェブ開催の学会など、人が移動しない、対面しない仕事のやり方にも多くのヒントが得られたのではないだろうか。と言うことでそもそも働くということがどういうことなのかを考えてみた。

■人はなぜ働かなければならないか

　改めて問うこともないのだが、正面切って深く問われるとはたと考え込んでしまう。昔からそういうもんだと思い込んでる

節もある。多くの人の答えはお金を稼いで生計を立て家族を養う、だろう。でも一方で働かないで生きている人も少なからずいそうな気もするし、家族を養う必要のない人もいる。あくせく働かずに気ままに暮らす（そう見える人もいるが）ほうが幸せそうだ。医療者の場合を考えると多くは長時間労働もいとわず、自分の時間を削って、時に命懸けで治療にあたるのが使命と考える人もいよう。

　現代では労働形態やその目的が多様化、複雑化しており、ある意味、哲学的なこの問いに単純に答えることは難しい。そこですごく単純化してあなたが船旅の途中に嵐に遭い、無人島に一人漂着した場合の労働とは何かを考えてみよう。これは思考のゲームでもある。

■無人島での働き方

　外部から隔絶されると、生きるためのあらゆることを自分でしなければならない。つまり衣食住は最低限、現地調達となる。無人島での働く意味はサバイバルである。この基本原理は今でも変わらない。つまり働く意味はサバイバルである。我々が生物として存続するためには食料からエネルギーをインプットしなければならない。考え方はシンプルだがこれを実際にやるのは大変だ。特に都会で暮らしているとこんな緊急事態は想定していないので、多くは飢え死にする。だから災害や事故に備えて保険を掛けるだけでなく、アウトドア生活を経験しておいたほうが良い。飲み水の作り方と火のおこし方は最低限必要だ。とにかく誰かから分けてもらう（＝分業）ができないのですべてを作るか自己調達し、あらゆる技術を駆使して調理しサバイバルすることになる。

分業ができないということは経済がないということを意味する。交換を前提とした貨幣はもはや価値はなく、ほしいものを手に入れることはできない。したがって閉鎖された社会で生き延びなければならない。分業ができないので、必要なものを自分で作ることになり、これはものすごい非効率を生み出す。素人が自分で背広を作ってみるという実験をやった人がいて、材料から集め、それを背広に仕立て上げるのに半年ほどかかり、出来上がりが最悪という結果だった。分業と技術と言う見えない価値が加わらないとまともな背広はできない。

　すべての産業と文明は分業によって効率化を図り発展してきた。分業＝分担は働き方のキーポイントだが、それをきちんとやるためにはプロセスの作りこみと技術移転が必要だ。まさに医療においても。もし本当に意味のある働き方改革にしたければ掛け声だけでなく、今の仕事の詳細なプロセス分析と分業化が大きなカギになる。これはいずれ詳述する。

■労働と貨幣の交換

　働く目的の基本原理はサバイバルだが日常的に意識するのは交換手段としての貨幣、お金の獲得だ。ふつうは分業で創出された価値の一部を給与としてもらう。これで欲しいもの、欲しいサービスなどと交換することにより生活は豊かになるというわけだ。グローバリズムの良い点は世界中の欲しいものが手に入ることだが、欲しくない疫病も手に入れてしまう。もちろんお金があれば薬や医療技術、情報なども手に入れられる。

　今回の非常事態宣言は必然的に人と物の動きを一気に止めてしまうものとなり、分業が寸断されてしまった状態である。ものの動きが遮断され、突然、孤立状態になり、貨幣も回らない

事態となった。昔と異なり情報ネットワークは健在なので、テレワークやオンライン会議などは可能で、こうした関連のビジネスは一人勝ちだった。COVID-19 以前からテレワークなどに取り組んでいた欧米企業は業績減が少なかったが、デジタル化が遅れていた日本企業は、業績減がより大きかったと日経に報じられていた。キャッシュレス決済も普及率が低く、とても IT 先進国とは呼べないという事実をしっかりと認識すべきだろう。また、行政の IT 化も遅れており、特別定額給付金の支給も 6 月 24 日の時点で 35.9％しか支給されてない。米国と比べると格段の差である。

■働くことが生み出すもの

19 世紀末まで、人口の 95％は農業関連の従事者とその子供で、朝から晩まで働かなければならなかった。電灯が普及するとさらに長時間労働となり、生産性は上がったが、労働環境は劣悪になった。生産性が上がった分の富の多くが資本家に搾取された。労働時間管理がなされないと現代でも同様なことがおこる。生産性が上がった分を多くの人で共有し、分配するシステムが求められている。労働時間が短縮したり、社会保障が充実したりすることによって富の分配が間接的に行われることになる。COVID-19 を機に官民ともに IT による効率化が加速され、可処分時間が増えると生産性も上がるし、幸せ度も上がるだろう。働き方の大きな転換点になればと期待している。

4.	COVID-19 以降の働き方を考える —働き方にどのような影響を与えたか—

社会医療ニュース Vol.46　No.541　2020 年 8 月 15 日

　5 月末を底にいったん落ち着いた COVID-19 であるが、7 月に入って首都圏を中心に再び急速に増加し始めた。第二波が来ているのだろう。確かに PCR 検査の件数も増加しているが、陽性率も上がっているようだ。「ようだ」と言うのは、毎日新聞によると厚生労働省が日ごとの検査数、陽性者数を正確に把握していないための「ようだ」。いまだに感染数をファックスで送って集計しているというから、e ガバメントなどと言いながら、驚くべき IT 対応の遅さ、拙劣さが垣間見れる。

　正確な情報公開ができないのは患者登録も含め、IT による COVID-19 情報のシステマティックな管理体制がいまだにできていないことを示しており、給付金の支給の遅さも含め、IT 政策における政府の責任は大きいと思う。ご当地医療情報ネットワーク 530 億円、住民基本台帳ネット 1 兆円、マイナンバー制度 1,562 憶円などいくら税金を使っても、IT の基本的フレームワークの整備や標準化が行われない限り、税の無駄遣いだ。政府のやるべき仕事は感染情報を迅速に公表し、多くの研究者がある程度自由に分析できる環境を作ることだ。それがないと知恵を合わせることができない。

■自粛期間中の業績の変化
　7 月の社会医療ニュース冒頭に小山氏から 4 月の病院の経営

状況が紹介された。済生会グループでも同様の調査を行ったが、4、5月を合算すると、外来延べ数、入院延べ数、全麻手術数、収益ともに下回っていた。5月の収益がさらに悪化しており、これを COVID-19 陽性患者受け入れ病院（33 病院）と、同受け入れ未病院（45 病院）で比較すると、やはり陽性患者受け入れ病院では▲ 15.8％と大幅な収益減となった。受け入れ未病院でも▲ 11.8％となり両者ともに5月は最低を示した。とくに陽性患者受け入れ病院では衛生材料や外来・病棟の改修などで2―5月の間に平均 1,200 万円、受け入れ未病院では 370 万円と出費も重なり収益悪化を加速させた。とりわけ特定警戒都道府県を中心とした大都市の急性期病院でダメージが大きい傾向がみられた。

陽性患者受け入れ病院のなかで東京、神奈川、京都、大阪、福岡の済生会のうち救急を担っている6急性期病院で収益の前年比を見ると▲ 24. 7 ％減（▲ 15. 4 ％―▲ 34％）となり、特に首都圏での減収が大きかった。救急自体、やればやるほど赤字を増大させる診療報酬の構造のため、急性期病院はもともと収益力が乏しい。加えて在院日数を短縮させて効率化を図ろうと努力してきた病院では、人の動きが止まると途端に外来患者数も入院数も減り、稼働率が急降下して、すぐに損益分岐点を切ってしまう財務上の弱点がある。

企業全体を見渡すと今回のダメージは IT 系や一部の運輸を除き、殆ど全ての業種に渡っている。医療業界でも外来患者は概ね減少し、全ての済生会病院で3、4、5月と降下している。これは外出や移動の自粛によって不要不急の受診を控える人が多かったことが要因と思われる。また COVID-19 対応病院では受診を避ける患者心理が大きく働き、特に流行地である大都市

部の外来減が激しかった。入院は前述の都市部急性期が病棟閉鎖などに追い込まれ稼働率が60%―70%近くに下がった一方、リハや回復期、地域包括などを主体とした亜急性期病院ではダメージは比較的少なく、低い時でも85%程度の稼働率を維持している。さらに慢性期や療養、特養ではボリュームは減っているが稼働率の低下は少ない。

■労働時間の変化

COVID-19の流行以来、患者の受診動向に急激にブレーキがかかり、それに伴って患者数も手術数も減ったが、この減少が医療者の労働時間にどのような影響を与えたのだろうか。

そこで当院の5月の職種別、科別の残業時間を前年同期と比較して考察した。外来が減り、入院患者が減り、手術も減ったので仕事量は確実に減ったと言える。加えて出張や会議も減ったが、今回はこれは考慮に入れてない。

呼吸器内科では患者の治療のみならず、行政対応、メディア対応などの仕事が増加し残業時間も前年同月比26%の増加となった。

当院でも5月の患者動向では前年同月比でみて外来患者延べ数▲22%、入院延べ数▲16.8%、全麻手術▲25%、救急搬送▲23.5%と軒並み減少した。収益ベースでみると▲21%近い減収となった。要するに仕事量は押しなべて概ね20%前後減ったことになる。それでは仕事が減った分、労働時間や残業がどのように変化したかを見てみた。

まず、職種別の残業時間の推移をみると興味深いことがわかる。仕事量が3、4、5月と段階的に低下していくのに比例して残業時間が見事に下がっていくのは看護師と事務職の二つで

ある。残業時間を前年5月比でみると看護師が▲68.9％、事務職が▲55.7％と低下した。病院全体の残業時間の低下が▲42.2％なので、より大きな低下となった。その他、ボリュームは小さいが放射線技師、臨床検査、栄養士などで平均以上に低下した。医師は全体で平均▲15.9％と病院全体の平均程には下がっていない。しかし、今回のCOVID-19で救急や手術を中心に減っており、当院でも心臓外科、循環器、脳神経内科、麻酔科、呼吸器外科、消化器科、救急総合診療などが平均より減少した。救急の患者割合が多いところの残業が減ったと言えよう。救急に依存しない、つまり定期の手術が比較的多い泌尿器科や外科ではそれほど大きな減少は見られなかった。

■この違いをどう説明できるか

　各職種で働き方が異なるが、看護師や事務系のようにシフト勤務が明確な部署は仕事の多寡に応じて残業時間も連動する。一方、医師の場合、現在の主治医制を根本から見直さない限り、働き方改革にはつながらないように思える。この分析とそこから見えてくる働き方改革の方向性については次回、提案したい。

　＊　COVID-19対応で急性期病院はおおわらわの時期だった。また、テレワークやウェブ会議が導入され、否応なくこうした新しい技術に対応せざるを得なくなっている。しかしネガティブな側面だけでなく、こうした技術は働きかた改革に有用だ。

5. COVID-19 以降の働き方を考える —COVID-19 対応で見えてきたニューノーマル—

社会医療ニュース Vol.46　No.542　2020 年 9 月 15 日

　COVID-19 が少し落ち着きを見せたと思ったら、連日の豪雨で人吉・球磨地方は 1965 年以来の大洪水に見舞われた。さらに梅雨が明けると、これまた連日の猛暑で人吉地域も 40℃を越えんばかりの殺人的な暑さとなった。温暖化は人為的な気候変動であり、早く根本的な対策を取らないとノーリターン、時間切れとなりそうだ。

　この暑さで被災地へのボランティア活動もはかどらず、片付けもままならない。1965 年当時の人吉の人口は約 4.5 万人、高齢化率 6 ％弱、一方 2020 年では人口 3.2 万人、高齢化は 38％だ。要するに若い人が半分以下になり、今はボランティアが来てくれなければ、復旧もおぼつかない。出生率の低下が社会構造と機能すべてに大きな影響をもたらしている。

　さて、本題の働き方改革に戻ろう。前号のおさらいを要約すると次のようになる。

　COVID-19 によって病院の仕事量は外来、手術、入院、救急車など押しなべて約 2 割減少した。仕事が減ったのなら超勤も減るはずだが、職種、科によって一律ではない。つまり仕事量に応じて減ったところと、あまり変わらないところがみられた。この差異はどこから来るのだろうかというのが前号の課題だった。

■超過勤務（超勤）が減ったところ、変わらないところ

　仕事量に応じて超勤が確実に減ったのは看護部と事務部である。その他の部門も減ってはいるがそれほどでもない。この理由を考えるとシフト勤務体制がとれているかどうかが重要なカギとなりそうだ。シフト制は仕事のアップダウンはあっても必ず誰かいる状況なので、ベースラインのマンパワーが確保されており、それを上回った時だけ超勤が発生する。あらかじめ仕事量を予測しておけば計画的な人員配置も可能だ。

　一方、医師の場合、様々な要素が加わる。もともと科単位でシフト制を組めるほどのマンパワーはない。つまり慢性的な人員不足の中で仕事を組んでいるので、法定の勤務時間を必然的にオーバーしてしまう。外部支援なしに、365日つまり8,760時間すべてに誰かがいる状況を作るためには、計算上、最低でも10人規模の医師グループがないと成立しない。

　放射線技師や検査技師、栄養士、理学療法士なども同様で、緊急性はすくないが、10人程度のグループは必要になる。グループの規模は平時のルーティンワークに何人投入し、緊急や待機に何人投入するかの割合で算出できる。ちなみに、現業を1人体制でやるとすると緊急や待機をカバーするために最低あと2人、計3人の常勤医が必要となる。

■超勤発生のメカニズム

　平時のルーティンワークは多少の季節変動はあるものの、大きな差はない。従って一定のマンパワーを確保すれば対応できる。これに急患や緊急手術などのエクストラな仕事が法定労働時間外に出現したときに、必然的に超勤が発生する。これもグループのスタッフ数が多ければ多いほど平時も緊急時の対応

も、よりスムースにできる。医師1人体制ではほとんど緊急対応は不可能なことは容易にわかる。

心臓外科ではシフト制で予定手術が大半であるため、COVID-19で患者制限を行うと超勤は半減した。麻酔科も同様で手術が減り緊急も減ったため、超勤は4割がた減少した。

一方、腎泌尿器科では透析というやめられないルーティンワークがあり、泌尿器科も大半が定型的な手術であるため、超勤時間に大きな差はみられなかった。つまり仕事の内容が平時に行われる予定的なものなのか、時間外に行われる緊急的なものが多いかで超勤の発生は異なる。

緊急を要する治療は待てないということでもあり、疾患的には循環器、脳神経、それに付随する麻酔科などが超勤の多い科となる。また内科系と外科系を昨年と今年の5、6月で、医師一人・月当たり平均超勤時間を比較してみた。内科系で23.7、20.9時間が18.8、18.0時間へと▲17.5%、外科系で31.9、27.3時間が24.4、23.4時間と▲19.2%となった。一人当たりでみると当院では外科系が内科系に比し3割ほど超勤が多い。COVID-19期間でもこの傾向は変わらなかった。

外科系は手術など長時間拘束される仕事が多く、内科系に比べれば仕事の多寡に合わせて調整ができない。従って患者説明や指示のタイミングが遅れ、他のスタッフも引きずられるように超勤を発生させる悪循環となる。

■働き方のニューノーマル

今回のCOVID-19のパンデミックでは人の移動制限と言う経験したことのない事態に直面し、その影響が社会のすべての分野に及んだ。このため医療界でも従来のやり方を見直し、ニュー

ノーマルを模索する動きが出てきた。当然のごとく集まって会議をし、学会に参加し、と言う形態がウェブへと変わった。技術進歩も相まって、集まる必要性もなくなり不便を感じるより、むしろ便利だ、楽だ、参加しやすいなどのポジティブな反応も多い。仕事のやり方や必要性について再検討し新しい方法を創造する良い機会だと思う。

　総労働時間の枠が決められているので、限られた時間で要領よく仕事を片付けないといけない。私も含めて多くの医療者には時間が限られているという認識が乏しい。従って医療界、特に医師の労働慣行は一般社会から大きく外れており、まずこれを改めなければならない。と同時に長時間労働で支えてきた現行のシステムそのものも問題であり、社会全体から見れば極めて非常識なものである。こういう状況の中でいくら、特殊だとか使命だとか言った言葉を持ち出しても世間の納得を得るものではないだろう。どんなに使命感が高くて献身的でも、やはり慢性的な長時間労働は健康や家庭や社会にとっても悪なのだ。とりわけ若い層にとっては健全な家庭を築き、子育てをし、次の世代に託すというサイクルが円滑に回らないという不安や不満がベースにあると思う。

　次は具体的対策を示したい。

＊　よく考えてみると、長時間労働の習慣が生産性を低下させ、それが更なる長時間労働を生み出している。そしてこの長時間労働こそ家庭生活を不幸にし、イノベーションを生み出す「一見、無駄な時間」を台無しにしているようだ。

<table>
<tr><td>6.</td><td>COVID-19 以降の働き方を考える
―働き方をどう変えればよいのか―</td></tr>
</table>

6. COVID-19 以降の働き方を考える ―働き方をどう変えればよいのか―

社会医療ニュース Vol.46　No.543　2020 年 10 月 15 日

　COVID-19 の重症度判定が県によって異なっていたとの報道がなされ驚いた。もしそうなら集計された全国の重症者数の推移は必ずしも実態を表したものではなく、東京や大阪など発生数の多いところにバイアスがかかり、医療需要逼迫という議論自体も怪しげになる。そもそもデータを同じ基準で取るのは基本の基だ。それぞれ異なる物差しで測定された数値を比較しても解釈不能となる。なぜこういうことが起こるのだろうか。推測だがデータをきちんと管理するプロがいないことと、現場に解釈を丸投げし、基準変更を可としたからではないか。だからデジタル庁が必要なのだ。情報ガバナンスは日本では無いに等しい。韓国や台湾に後れを取るはずだ。

　働き方改革の進め方や進捗の評価も、正確な労働時間の把握が重要だ。この点も心もとないのは、現場からあがってくるデータの真偽が怪しいからだ。

　さて、今回は働き方を改革していく具体的な策について論じたい。

■仕事の見直し

　今回の COVID-19 の影響で、不要不急の会議や出張がかなりの部分まであぶりだされたのではないだろうか。移動時間をコアの仕事に振り向けることで、生産性向上が期待できる。例え

ば東京で4時間（コア）の会議に日帰りで出席するとして、自宅—東京の所要時間は往復8時間かかる。つまり $4 \div 12 = 0.33$ となり有効活用率は33％である。これをオンラインでやると前後の準備20分として活用率92％となり時間効率は3倍である。これは市内の移動でも会議1時間移動1時間とすると50％となる。もっとも集まる必要のある会議は機密性が高い、急ぎを要する決定を伴う話し合い、すべての参加者が発言するなどが条件となろう。会議の簡素化は最も効果が大きい。

　医療のプロセスでも治療成績や質に影響の無さそうな医療行為は一度やめてみても良い。機械学習を行って最終アウトカムに対する影響度を分析すると必要性の少ない検査や薬剤は浮かび上がる。また記録も効率化し、データが取れる電子カルテに作り替えるべきだろう。行政文書や診断書も標準書式を制定し、これをオンラインで処理すると無駄が省ける。こうした取り組みを以前から呼び掛けているが、なぜか行政は腰が重い。無駄な仕事が減るのを恐れているようにも見える。

■体制の見直し

　COVID-19流行で仕事が20％減った。当然、法定時間内でこなせる割合が増え、必然的に残業も減るはずであるが、実際はばらばらだった。職種で言うと看護、事務、検査はきれいに右肩下がりとなった。共通する要因はシフト制、多い母集団、労務管理の徹底である。科でみると緊急入院が多い科では残業は変わらず、予定入院が多くCOVID-19のために入院を制限したところは残業が減った。医師の領域はシフト制が組めない、少数専門集団、労務管理に不熱心など、仕事量とマンパワーのミスマッチが起こりやすい要因が多い。だからと言って現状の過

剰な労働時間を放置して良いわけではない。そこで医師の残業を減らす具体策を挙げてみた。

まずは一人主治医制を改め複数主治医制に移行することである。残業可能時間をA水準の年間960時間と仮定して必要な人員数を算出すると常時4人体制で1名がバックアップに回るとかろうじて残業なしで維持できる。従って5名以上のチームがないと理論上成立しない。この計算は24時間365日誰かが院内に居るという体制だが、午後10時—午前5時までを他の医師に任せると、常勤1名分の余裕が出てくるので、通常の午後5時までの勤務と午後1時—午後10時までの勤務をシフト制で組むと残業は減らせると思われる。もちろんこの時間を総合医に任せるような専門医と総合医の分業体制をとるとさらに1名分の余裕が生まれる。

当院の外科系医師1名当たりの残業時間は32時間/月で内科系に比し7時間ほど多い。やはり外科系の緊急入院が多い部門にサポートを入れなければ残業を有効に減らすことはできない。外科医は伝統的な徒弟制を引きずっており、すべてを自分一人で見ようとする心意気が強い。これは責任感にもつながる良い側面であるが、一方で医療管理の近代化、効率化にはつながらずチーム医療がなかなか成立しない。すべてに一人で責任を持つという体制は質向上につながらず、むしろ質も効率も低下するだろう。今後各科の部長は医師の労務管理により細かく取り組む必要がある。もちろん事務方も仕事量の予測や時間外労働の詳細分析などを行って現場にフィードバックし、医師の過剰労働を少しでも減らす支援が求められる。

術後の医療管理においても専門科に特化した領域と、一般的な患者管理・ケアにある程度分けられ、後者は総合医や術後管

理ナースに仕事を移管しても良いと思われる。消化管の術後の手術部位の管理は外科医の範囲だが、疼痛や感染、栄養などの管理などはチームに任せて良いだろう。

■新たな職種創造と仕事量そのものの見直し

　タスクシェアでもタスクシフトでも業務を移管する受け皿を養成する必要がある。特に外科系で期待するのは術後管理の特定看護師や麻酔補助者、集中治療補助者などでこうした職種の育成は喫緊の課題でもある。2024年より残業規制が始まるが段階的にこうした措置を実現していかなければ対応できないだろうし、間に合わない。事実、COVID-19のために議論が進まないことを理由に、先延ばしする意見が早くも出ている。あと4年あるが、ここで先延ばしにすれば元の木阿弥になり、過剰労働は相変わらず続く。

　救急の現場に出て時々感じることは、高齢で認知症、脳出血後遺症があり意思の疎通が難しい肺炎患者の紹介がある。正直言って高齢になるとやれることは限られる。そういった患者にどこまで治療を施すのかと考えると、治療よりむしろケアを優先したほうが患者も楽だと思う。そうした高齢者救急の場を準備する必要があろう。

＊　医療も分業による効率化を図らなければ、長時間労働から抜け出せないだろう。それには新しいプレイヤーが必要だ。膨大する高齢者医療には総合医やNPなどが必須なのだが。

7. COVID-19 以降の働き方を考える ―労働の将来―

社会医療ニュース Vol.46　No.544　2020 年 11 月 15 日

　COVID-19 は 10 月中旬の時点でも終息傾向は見えない。当分の間、経済とのバランスを取りながら神経質なトライ&エラーを繰り返さざるを得ないだろう。待望のワクチン開発も現段階で、いつ一般に接種できるかも不明だ。特効的な薬剤も当面難しければ、ウィズコロナは長期戦を覚悟しなければならない。現在、パンデミックをコントロールする手立ては、手洗いやマスク、ディスタンス、外出を控えるなどの通常の消極的な防御策しかなく、ある程度は有効だが決定打に欠ける。一方で通常の感染防御でインフルエンザ発生が極端に少ない事実は、逆に COVID-19 の感染力が際立っていることを示している。感染を完全にブロックすることができないとすれば、早期に発見し重症化を防ぐしかない。経済の動きから言えば、人の移動に左右される運輸、旅行、ホテル業界などで業績が悪化している。今後もオンラインで済ませる方向に向かうとすれば、こうした業種の完全回復はないかもしれない。同じく、患者の移動を伴う医療形態もオンラインに置き換わり、戻ることはないと推測している。とすればオンライン環境での医療提供モデルを早く構築したほうがよいと思う。と同時に、本題である働き方もこれを機に大きく変わって、元の姿に戻ることはないだろう。働き方の未来を予測してみた。

■デジタル社会での働き方・学び方

オンラインを利用した会議やテレワークをやっていると、次第に移動そのものがおっくうになる。渋滞や満員電車などの無駄な時間が無くなれば、仕事の効率は上がり生産性は向上するだろう。効率が上がらないという意見もあるが移動時間やオフィスの賃料など全体を考慮すると生産性は確実に上がるはずだ。8時間労働で往復2時間の移動が無くなれば、時間効率だけでも25％向上する。オフィスの賃料も節約できれば、これも労働報酬に転換できる。COVID-19 を機にテレワークに適する労働と、実労働でなければならないものの線引きが進むことになろう。学会もオンラインになりつつあるが、スライドも音声もクリアで繰り返し再生できることを考えると、わざわざ出かけるメリットはない。もちろん丁々発止の議論や懇親会での情報交換が必要な時だけ現場でということになろう。特に田舎で一人医長で頑張っている専門医にはオンラインは朗報で、学会のクレジットをとるだけに学会場へ足を運ぶことも減るだろう。

大学でさえ、一方的に話すだけの講義はオンラインで十分だ。議論をする時だけ集中的に学校へ出てくれば、効率よく討論力を学べるだろう。教育のスタイルも変わって、議論の無い講義はオンライン、単位は好きな時にとれる、一定単位取ったらいつでも試験を受けて、進級する。いや、学年と言う概念もなくなるかも知れない。そうするとどこどこ大学卒業と言うより、何ができるか、何を生み出せるかのほうが採用には重視されるだろう。これは平均的な成績の学生より独創的なアイデアを持つ変な学生が有利と言うことを意味する。

医療でも現行の当直が「医業を常態的に行わず、不測の事態

にのみ対応する」というものであれば、オンライン当直で十分で、相談業務を受ける医師と初期対応できる看護師、15分以内に駆けつけることができる医師、あるいは救命救急士の組み合わせで良いかもしれない。半径5km以内の病院で不測の事態がほとんどない医療機関では共同当直なども考えると医師の負担は大幅に減る。

■単純労働を必要としない社会

　単純労働の大半がロボットや自動化へ移行し、簡易な判断業務はAIが上手にこなすとすれば、働く場所が失われるのではないかと心配する向きもあろう。当面は心配ないだろうと考えるのは、ロボットやAIの開発や製作、維持管理などに携わる仕事はむしろ増えるからだ。だからこそ、これから必要なのはITリテラシーやソフト開発、ナノテクノロジーや素材開発などであり、日本の社会や教育が注力すべきところだろう。残念ながら「自動化」や「効率化」と言う言葉をネガティブに捉える人も多い。そもそも長時間労働になる原因はIT導入が遅れ非効率が温存され、生産性が上がらないからで、1人当たりのGDPも停滞してやがて韓国にも抜かれてしまうという状況を生んでいる。多くの先進国は単純労働を移民に移行することで生産性を上げているのだが、日本では仕事をとられるとか賃金が下がるなどの後ろ向きな議論が先行している。単純労働が単純に温存され、歴史的遺産にしがみつかざるを得ない観光頼みの守旧的「博物館国家」になりつつある。

　COVID-19対応で露呈した非効率にやっと気づいてデジタル庁が創設されるが、これも遅いがやらないよりは良い。デジタル化の成功は現政権の中核である既得権益団体にどのくらい切り

込めるかが決め手だろう。残念ながら先進諸外国に比べすでに4周遅れぐらいなので、これはラストチャンスだ。

■ COVID-19 の社会と IT 化の行き着く先

歴史的にみてもパンデミックは社会の構造や人々のメンタリティーを大きく変えてきた。欧州でのペストは、神罰だからとよりいっそうの信心と寄付を求めたキリスト教の権威を失墜させ、人々は科学の発展に期待することとなった。生物学的にみても単一種の過剰な増加は、原因は様々だが破局的な減少や絶滅につながる。COVID-19 の克服は同時に人類レベルで環境や政治体制、宗教観などに大転換をもたらすかもしれない。

働き方の大転換で生産性が上がり可処分所得と可処分時間が増えれば、より自由度の高い自立的な人生を多くの人が楽しめるかもしれない。逆に労働の場を IT に奪われた多くの労働者は収入もなくなる一方、ロボットや AI を所有する資本家にほとんどの富が偏り、より深い分断を生むかもしれない。今回の一律の給付も見方を変えればミニマムインカムと言う富の分配でもあるが、分断の象徴とも見える。

* 2022 年 5 月 2 日の日経新聞に日本の低学歴化が指摘されていた。教育が次の社会への最大の投資なのだが公教育への予算は少ない。教育レベルの低下→高度な研究開発の遅れ→イノベーションの遅れ→所得水準の低下→教育レベル低下の悪循環。

教育にお金を使わないのは為政者の知的レベルの低さを表す。教育よりカジノに熱心だ。

社会医療ニュース Vol.46　No.550　2021年5月15日

　2016年4月に起こった熊本地震から5年が経った。多くの支援を受けてなんとか復興してきたが、創造的復興には遠い。たとえば全く新たなコンセプトで町を作り直すとか、新たな交通体系が導入されるとか、新たな産業が誘致され以前とは一風異なる町ができたとか、そういった復興はないようだ。どちらかと言えばやはり復旧に近く『元どおり』で外観が新しくなっただけに見える。

　創造が目に見えない意識の変化を伴うとすればCOVID-19のほうが地震よりよほど影響は大きく、我々の生活そのもの、技術革新の導入と普及、働き方や人とのつきあい方などが変わり、これは一種の気づきなので元に戻ることはないだろう。たしかにCOVID-19でひどい目に遭ったが、IT化の遅れなど諸外国との大きな違いや、違いだけでなく矛盾に気づかされたことは奇貨とすべきかもしれない。

　病床逼迫については2021年2月号547号でも言及したが、はたまた第4波が来つつあり特に感染力の強い変異株が蔓延する関西圏では4月22日時点で相当の病床逼迫感がある。前号の結論は「病床は多いが本当に使える病床は欧米より少ない」、「病床があっても運営するスタッフが極端に薄い」と言うもので要するに呼吸器感染症を診ることができる病院らしい病院が少なかったことを述べた。また、医療スタッフについて

は、前回は集中治療医などの重症系に対応する医師、看護師も諸外国に比し極めて少ないことに触れた。ただ、COVID-19 は確かに重症、急変する症例もあるが死亡率 1.0% から考えるとその割合は大きくない。無症状、軽症が大半だとするとこうした患者には呼吸器の専門家はコンサル程度の関与でよく、一般内科、総合医などで対処できるだろう。ドイツでは GP（General Physician）が COVID-19 診療で活躍していると NHK で報じられたが、GP を「かかりつけ医」として紹介していたのが気になった。イギリスやドイツの GP と日本のいわゆるかかりつけ医は全く別物だ。

　日本医師会の定義によると「なんでも相談できる上、最新の医療情報を熟知して、必要な時には専門医、専門医療機関を紹介でき、身近で頼りになる地域医療、保健、福祉を担う総合的な能力を有する医師」と書いてある。英訳に苦労するほど曖昧な書きぶりだが要するによくかかる近くの医師といったものとなろう。何でも相談できるが欧米の GP のように何でも一応見てくれるわけでもなさそうだ。かかりつけ医は患者の生活背景を把握し、休日や夜間も患者に最善の医療を継続、地域住民との信頼関係を構築し情報も十分に提供している理想的な医師像だが、実際はどうだろうか。

　欧米の GP と比べて最も異なるのは責任の所在にあり、曖昧さの主因もここにある。イギリスやドイツの GP はその地域の住民の医療に対して責任を明確にしている。つまり登録制である。イギリスでは当該地域の一人の GP に登録するが、ドイツでは複数名の医師から患者が選択できる。いずれにしろ住民が地域の医師と登録という契約でつながっており、そうした意味で安心感もあり責任体制も明らかになる。日本のように診療所

の自由開業、自由標ぼう、自由廃業という仕組みではかかっているほうも自分のかかりつけ医は誰先生という意識は持ちにくい。さらに医師のほうも上記のような曖昧で緩やかな定義だと自分が見ている患者でもかかりつけだと自信をもって言いにくいだろう。

　相互認識が曖昧な結果、災害時やパンデミック時などで、かかりつけ医による初期対応は殆どできなかったし、医師会がかかりつけ医機能を発揮して組織的に対応するような体制は取れなかった。つまり、かかりつけ医を持つということが患者にとっていざと言うときに責任をもって診てくれるという契約関係を意味しないことがわかっている限り、いくらかかりつけ医を持ちましょうと言ってもそれは「片思い」にすぎない。YouTubeでチャンネル登録するよりもっと浅い結びつきなので、緊急時にこれをもとに患者連絡をするなどは難しいだろう。

　日本病院会の相澤会長が指摘されるように、かかりつけ医という呼称は極めて曖昧で、この曖昧な定義を基に法を制定するのはかなり無理がある。法は実運用が前提なので、厳密な用語定義は必須で様々に解釈されては混乱が生ずる。かかりつけ医が便利機能ではなく医療提供体制の一部として機能するためには、患者—医師関係を明確にした契約が前提になるだろう。世界に冠たる国民皆保険と言うなら国民全体にすべからく行き渡るマイナンバーと GP しかないように思える。これが実現すれば、被災地で避難している患者とその情報はすぐに把握できるだろうし、わざわざ見知らぬ地から来る初対面の DMAT にお世話にならずに済む。もちろん COVID-19 でホテル療養や家庭療養をしている患者の医療継続は対面でなくとも、身近で頼りになる総合的能力を持った GP がオンラインでやれば患者も安心

感が増す。こんな時オンラインは大いに役立つはずだが、なぜか医師会は消極的だ。With COVID の状況が長く続くならオンライン診療を積極的に進めるほうが医師会の将来にとっても得策と思うがどうだろうか。

　先日、オンライン診療資格を e-learning で取ったが、久しぶりの受験勉強で最初は戸惑って不合格を4回も食らってやり直した。ややトリッキーな質問もあったが、受験技術を取り戻すとあとはノーミスだった。気になるのはしきりと対面診療を強調するところで、そこは多少の違和感があっても可と解答すると OK だ。オンラインはもちろん触診などで限界があるが、表情や顔色も含め電話以上に情報はあるので、日常診療でも有用だと思うが、対面診療でなければならない具体的かつ合理的な理由は e-learning では示されなかった。

　COVID-19 は日本の弱点をさらけ出すのに役立った。ワクチン製造や接種率、病床逼迫、マスク不足、半導体不足などどれをみても政治、行政だけでなく、日本と言う国全体が劣化しているのではないかと思わせる。Post COVID が心配だ。

　　＊　現時点でオミクロンも漸減しつつある。結果論的に言えば死者も感染者数も諸外国に比べ少なく、コロナ対策はうまくいったと思う。日本人の清潔好きが背景にあるのだろう。ただ、ワクチン開発も半導体もドローンもEV も後れを取ってしまった。やはりリーダーに目利きがいないのだろうか。既得権者を一掃するぐらいの改革がないと日本再生はないかもしれない。

9. ワクチン ガバナンス

社会医療ニュース Vol.46　No.551　2021 年 6 月 15 日

　一人で手漕ぎボートに乗って湖の島に行ったとしよう。途中で底に小さな穴（クラスター）が開いて少し水が入りつつある。指で押さえれば止まる程度だが、そうこうしているうちに他の所にも穴が開いた。足で押さえれば止まる程度だ。だんだん浸水する箇所が多くなり、両手両足とも使ってしまった。おかげで船（経済）は進まない。ますます大きな穴（変異株の大流行）が開いて浸水（パンデミック）がひどくなる。頼みの綱は水中でも使える接着剤（ワクチン）だが、なかなか届かない。舟をこぐと浸水がひどくなり、手足で浸水を防ぐと船が進まない。現状はこんな感じか。

　5 月もやがて終わりに近づきつつある。2020 年 1 月に中国武漢に始まった COVID-19 は未だに終息しない。それどころか続々と変異株が出現し、既存の株を追い出してより感染力を増している。インフルエンザウイルスが手洗いやマスクでほとんど防げるのに対し、COVID-19 はタクシーに乗り合わせた程度で感染してしまう。いずれ全員が感染することになろう。そうすると決め手はワクチンしかないということになる。

　ワクチン担当大臣まで決めて取り組んでいるが当初の威勢はだんだん失われつつあるようだ。ブルームバーグの「ワクチン・トラッカー」によると 5 月 10 日時点でのワクチン接種率（1 回でも受けた人）は日本が 2.4％で OECD 加盟 37 か国の最下位、

世界196か国中でも129位でミャンマーより低い。明らかに遅い。マスコミも連日ワクチン特集をやっているが、十分量確保したという今までの言説が大本営発表だったということか。

　加えてワクチンの承認プロセスがまた拙い。もちろんわが国の『通常』より早いが日経新聞によると特例でも2—3か月かかっている。アメリカでモデルナの緊急使用許可に18日、EUではアストラゼネカの許可に17日と圧倒的に速い。原因として厚労省が法にのっとって通常通り日本人を対象とした治験を求めたからだ（文芸春秋6月号）。しかしそもそも重い副反応は100万人に1—10人程度にも関わらず、日本での治験はわずか160人で、これでは安全性の確認は無理だろう。法にのっとるという原則論は重要だが緊急時の適切な対応とは思えない。さらに厚労省が6回使用できるにもかかわらず5回使用に拘り、これも遅れの原因となったらしい。

　一方、イギリスでは当初COVID-19を軽視し、ジョンソン首相まで罹患する始末だったが、方針転換は速かった。これも文芸春秋からだがワクチンタスクフォースに55歳、民間女性のベンチャーキャピタリスト、ケイト・ビンガム氏を6か月限定で採用、生物学に詳しくMBAも持つ彼女の手腕で一連のワクチン行政を取り仕切り、高く評価されている。またイギリスでのワクチン接種は職業不問のボランティアが研修を受け、接種に加わり1日最大50万人に接種したとのこと。看護師や医師を高給で集めようとする日本とは大違いである。筋注は時に患者自身や家族も行っている手技である。医療者でなければならないという原則論を緊急時にどこまで押し付けるのだろうか。ワクチンが2か月早ければ現状はなかったかもしれないし、オリンピックまでに間に合ったかもしれない。

今回のような事態は100年に1回程の大事であろう。非常時は非常な対応が求められる。政府や厚労省の対応を見ていても平時の対応と非常時の対応が混在しているように見える。正解はない世界だが、それでも全体像を把握して権限を集中し、迅速な対策が欲しかった。ワクチンしか根本的な治療がないことは理解されていたと思うが、それを早期に導入するプロセスが決定的に平時だった。まずPCR検査、人流制限、重症ベッド確保、ワクチン確保、ワクチン接種体制など、ある程度の試行錯誤はやむを得ないが指揮系統は乱れていた。コロナ担当、経済再生担当、厚生労働大臣、内閣府などなど。後出しであるが台湾や、イギリスのように「経済も科学もデジタルも」理解できる有能で実践的なトップを民間から抜擢すればよかったと思う。

　緊急時のガバナンスの要点は正確な情報と権限の集中、そしてスピードだ。舟が滝に向かっているのならすぐさま方向転換を命令しなければならないし、火事はすぐ消さなければならない。火の原因が明らかになるまでは消火するなとか、消防士でなければ消火するなといった平時のルールは原則無視で良い。緊急救命に資格は関係ない。とりあえず最善と思われる手を打つべきだろう。もちろん未知なるがゆえに失敗も覚悟しなければならない。これは救急医療の治療成績が低いのと同様に、情報と時間がないからだ。マスコミも失敗や副作用をあげつらい批判する傾向があるが、平時と同じことを求めるのも無理があろう。

　様々な敗因を考えると、非常時のガバナンスに必要な正確な情報把握が現状では極めて困難であることが最も大きい。とくに個人特定と言う意味でマイナンバーの普及率が低く給付金の支給などが迅速に進まなかった。PCR検査の個人確認ができな

い、ワクチン接種状況が確認できないなどデジタル化に乗り遅れたつけが大きくかかわっている。マイナンバーはマネーロンダリングするような金持ち以外、つまりほとんどの国民には利益が大きい。普及のためにはもっと大きなインセンティブをつけることだ。実際、徴税コストや行政コストの削減ができるほか、大規模な調査も可能だ。やはりある程度の義務化をせずに、緊急時のきめ細かい対応を求められても行政も困るだろう。

　日本人は細部にこだわる几帳面さはあるが、全体像を把握して仕組みを作ることが不得意だ。ある半導体研究者が500以上ある半導体製造プロセスのわずか2工程しか研究に携わらず、他が何をやっているかはほとんど何も知らなかった。一方、自動車はすべての工程に通じる主査と言った立場の人がいて全体を仕切っていた。これが半導体と自動車のその後の明暗を分けたと語っていた。

　一芸に秀でることも重要だが、複雑な工程のすべてを総合的に理解できる人材こそ今の日本に求められているのではないか。

＊　COVID-19 もやっと終息を見せ始めた。ゼロコロナは初期対応としては有用だが、いったん拡大すると一般生活や生産活動に多大な影響を与える。異常に感染力の強いウイルスであるが弱毒化して死亡が減れば通常のインフルエンザのようになるだろう。

10. パンデミック対応能力と ポスト COVID-19 の医療

社会医療ニュース Vol.46　No.552　2021 年 7 月 15 日

　ワクチンの接種がやっと加速してきたが常時 100 万回はなかなか難しそうだ。また、若年者層では副反応を恐れてワクチン接種を控える人もいるという。6 月 21 日のニュースでワクチン接種後急に気分が悪くなりしばらく休んでいたら良くなったケースを取り上げていたが、このような血管迷走神経反射と思われる事象はインフルエンザでも他の注射でも起こる反応で、ことさら重大事のごとく取り上げるのもどうかと思う。

　知り合いのアメリカ人に米国では副反応についてどのような説明をしているのかと聞いたら、「ワニに咬みつかれ、かつ同時に落雷にあう確率」と冗談交じりで教えてくれた。要するに副反応は 0 ではないが極めてまれだということを理解させればよい。COVID-19 に罹患して死ぬ確率のほうが副反応よりもはるかに高い。合理的に考えるとワクチンを打たないという選択はないだろう。打つ打たないはもちろん個人の自由だが、他人へ感染させる迷惑を考えるとよほどの理由がない限り接種すべきだろう。接種の進んだ国ほど社会活動の復旧が早いのは事実だ。

　今回はパンデミックという同じ事象に対する各国の対応が問われ、緊急対応能力・体制の相互比較にはもってこいの「実験」でもあった。PCR 検査体制とワクチン供給・接種体制の遅れ、緊急事態宣言および解除をめぐる専門家と政府の混乱などの点

234

においては低評価だ。先日、妻のワクチン接種を申し込んだが
オンラインも電話も開始直後からアクセスできず、結局1か月
遅れとなった。ICTの遅れは致命的だ。接種自体はすぐ済むが
その前後の手続きや事務処理が煩雑で人手を要し、極めて非効
率でとにかくすべてが遅い。

　住民基本台帳に始まりマイナンバーが活用されておれば、給
付金の支給なども正確に迅速にできたかもしれない。もちろ
ん、マイナンバーが普及しておればワクチン接種の本人確認は
容易なので、わざわざ予約をするまでもない。問診表もシンプ
ルにして、自己判断を基本とし、迷う人だけ電話で問い合わせ
るというやり方で良い。マイナンバーと保険証が結びつき、保
険証にアナフィラキシーを含む既往歴や薬歴や家族歴などの
コードが入出力可能な形で格納されておれば自動的にハイリス
クグループを抽出し、事前に連絡することもできるだろう。

　個人情報保護の観点から言えば保険証カードからの平時の
データ引き出しは個人の了解を必要とすれば安全だ。有事の場
合はこの手続きを省けば、迅速大量の処置が必要な大災害時や
パンデミックなどに対応可能だ。個人情報は個人の所有なので
守らなければならないが、一方でマイナンバーで安否や所在の
確認、緊急薬や必須薬の確認などもできるし、各種の行政手続
きも簡素化されコストも下がるだろう。皆保険と言う制度があ
りながら統一番号がない事自体がおかしなことだ。しかも医療
費の8割が公的保険と税で賄われているのだから、特定個人情
報を含む希少疾患を除いた一般的な情報は多くが利用できる
ようにすべきだろう。解析結果のフィードバックで、価値ある
医療に向かうなら、むしろ積極的にデータ提供すべきだと思う
がいかがだろうか。実際のところ、われわれがスマホで登録や

同意をするたびに個人情報はどこかに蓄積されている。最近、You Tube で 1960 年代の古い曲を検索していたら、葬儀屋の宣伝が出てきたので、なるほど選曲履歴から葬式が近い年齢をターゲッティングしているなと納得した。時々新しい曲も検索しなければならない。

変異株の問題は残るがワクチンの効果によって中国だけでなく欧米でも社会活動が戻りつつあり、対策に支出された多額の金融緩和マネーが株式に流れ活況を呈しているようだ。日本ではワクチンは遅れたが患者数は全体的には減少傾向にあり、先はまだ見えないが少し落ち着きを取り戻しつつあるようだ。とともに医療界でもポストコロナを見据えて動き始めた。確実な予測は難しいが、医療を含めた社会全体が完全に元のような形に戻るとは思えないし、元に戻れば教訓を得なかったことになる。

今回不要不急の医療を控えるということで、かなり医療需要が減り、平均 20% 近い医療需要の減となった。日本ではそもそも外来受診回数が欧米の 3 ― 4 倍あり、頻回受診の傾向にある。まずはこうした受療動向は回復しないだろうし、その一部はオンラインで済むようになるだろう。そうした意味で外来の慢性疾患需要は今後も低下し続けると予測している。

一方で今回かかりつけ医がほとんど機能しなかったのは欧米と異なり患者登録制でなかったためで、今後は登録制とし責任の明確化が行われるだろうと予測している。つまりかかりつけ医と言うならどの医者が自分の病歴や服薬情報、検査データなどを把握し、管理してくれているかを問われるようになろう。登録制になり責任が明確になれば、今問題になっているポリファーマシーなども改善されるだろう。

病院医療では今回の COVID-19 対応ができたところとそうでないところは大きな差が出るだろう。病院として社会の要請にこたえることができるかどうかは極めて重要だ。そうした意味で 7 対 1 の看護体制などの外形基準ではなく、急性期医療の対応能力（プロセスとアウトカム）をより求められることになろう。最近はほとんどの会議や学会がオンラインとなり、多くの人がこうした環境に慣れつつある。人が動かないで情報交換があたかも対面のようにできるということは革命的だ。移動に伴うコストを考えると効率は 10 倍以上だろう。オンラインや IoT を深く広く使いこなすことがこれからの医療変革の大きなカギになる。診療の ICT 化は世の中が求める方向であり、それを先取りして導入し経験を積むことで次の展開があろう。先日医療情報学会にウェブで参加したが、若い演者が多く頼もしく感じた。ただ彼らの悩みは規制当局だ。新しいことをチャレンジさせない変えたくない勢力がイノベーションの芽をどんどん摘んできた。それは現状に安穏としている既成勢力だろう。こうした邪魔をいかに排除するかが行政と政治に問われている。

＊　テレビ番組で、若い人に行政支援として何を望むかという問いに対し「何もしないでいいから、とにかく邪魔をしないでくれ」と答えていた。正直なところかもしれない。アイデアを実現しようとしても、さまざまな規制で玄関にたどり着くまでに行き倒れになる。個人的な希望だが、まずは行政文書を西暦にしてほしい。

11. COVID-19 ワクチンをめぐる情報と医療者の責任

社会医療ニュース Vol.46　No.555　2021 年 10 月 15 日

■ワクチン効果

　COVID-19 の一日当たり新規患者数（PCR 陽性者数）は 8 月 20 日の 25,873 名をピークに減少傾向をたどり 2 週後の 9 月 3 日（金）に 16,726 名、2 週前比で 35.4％減少、9 月 17 日には 5,090 名と 2 週前比 69.5％減となり、急激に下降している。この間のワクチン部分接種率は 8 月 4 日で 47.1％、、同 20 日 51.7％、9 月 3 日 58％、同 17 日で 65％と人口の 50％以上が接種して 10—14 日後に効果発揮と言うのもほぼ予測通りに見える。ワクチンを接種しても罹患する人は 5％程いるが重症化しないのでやはり接種は決め手だ。アメリカでは州によって原則義務化が進められており、医療費も含め経済への打撃が大きくかつ長期化していることを考えるとやむを得ない措置だろう。ワクチン忌避が多いアイダホではすでに集中治療室がパンクし医療者は疲弊している。フロリダ、アラバマ、テキサスなど共和党支持者が多い地域でワクチン・マスク忌避の傾向が強く、必然的に COVID-19 感染が多くなり医療はひっ迫する。政治における反科学主義的傾向が結果的に多くの人を苦しめ社会コストも増大する。科学がすべて正しいということはないが、その証明や検証の手続きはある程度、厳密に確立されており、地球温暖化 CO_2 説も含め今までのところほぼ正しい。宗教と異なり科学の良いところは時間がかかっても根拠があれば反論し覆すこと

も可能なことだ。世界をリードすると期待され信頼されていた科学技術先進国のアメリカだが反知性主義のトランプが大統領になれるというのも大きなリスクだ。彼の COVID-19 に対する認識が最悪だったのと、そもそも情緒不安定で、おまけに平気でうそをつく。このような人物に核のボタンを預けるのは危険だ。

■ワクチンのフェイク情報

　ワクチンに関する誤った情報やデマが SNS で拡散されている。発信元はインフルエンサーと言われる特定の 27 人であると日経で報道されていた。中には医師や弁護士もいて、堂々と誤った情報や陰謀論に近いものを SNS にあげ、根拠のない嘘を拡散している。言論の自由は重要で、ある範囲まで認めるが、嘘はだめだ。特に医療者は医療に関するプロなので、素人に誤った情報を信じ込ませる効果がある。それだけその発言に対する社会的責任も大きいという自覚がなければなるまい。言説には客観性と根拠が最も重要だが、陰謀論をかたる医師と称する者は何を根拠にしているのだろうか。

　デマも言論の自由と言う人もいるが、悪質なデマを流す自由はない。匿名性のある SNS による社会的悪影響の大きいデマは罰則を強化すべきだろう。とくに医療者によるデマや陰謀論の類は専門家としての倫理を逸脱しており、医道審議会での審議対象にすべきだと思うがどうだろう。良心的な医療者がこれと戦う心理的ストレスと時間損失を考えると、仮にこうした専門家の誤った言説を信じこみ COVID-19 に感染し死亡するなどの事例があれば告発の対象になるかもしれない。

　当院に実習に来た看護学生に聞くと、学生とスタッフの約 9

割がたはワクチン接種が終了したが1割ほどが未接種とのこと
だった。医療者で一応の医学知識はあっても未接種はどこでも
1割ほどいそうだ。ワクチン製造会社の職員でさえ1割がたは
未接種とのことで、一般社会では接種率9割が限界かもしれな
い。もちろん未接種でもアナフィラキシーの既往や当日体調不
良など合理的な理由があればよいが、効果が未定とか治験が不
十分なども事実ではない。もちろんワクチンは強制ではなく、
最終的な接種の決断は個人の責任だが、仮に理由なく未接種で
感染し他に移すようなことがあれば責任はどうとるのだろう
か。

■ワクチン接種を合理的に進める方法

　以前、お話ししたハーバード流交渉術の「自動的に正義を実
現する方法」をもう一度復習してみよう。ケーキの切り方をめ
ぐって争う兄弟に、母親が兄に切る権利を与え、弟に選ぶ権利
を与える。結果、どちらも不利益を被らない平等が達成される。
権利も責任も結果も平等がこの逸話の本質だ。ワクチン接種の
副反応リスクを取って打つ人は、自分が罹患しないことで他の
人に感染させない、医療をひっ迫させない、医療費を使わない
という責任と義務を果たし結果を得る。

　合理的な理由なくワクチン接種を拒否しリスクを取らない人
はほぼ確実に罹患し他の人に感染拡大し医療費を使い、社会活
動を妨げることで社会全体に不利益をもたらす。未接種で感染
した際の医療費は自費とすることで責任を取り義務も果たせる
だろう。接種の意思決定は自由だがそれがもたらす結果には責
任が伴う。打つ打たないは自由だがその結果には責任を持たな
ければならない。

またワクチンパッケージも議論されているが、これは海外でもやっており日本でも早く取り入れてほしい。前述のようにワクチン接種を受ける人も多かれ少なかれリスクを取っており、それに対する報酬系としてこうしたベネフィットがあってしかるべきだろう。ここで「差別」という議論が出てくるが、差別は基本的に自分の意思で変えようのない皮膚の色や出自などを対象とするものである。ワクチンは自由意志の選択であり自分だけでなく公共のためでもある。従って差別ではなく区別と言えるだろう。これを言うと「同調圧力」という言葉が出てくる。「和して同ぜず」とあるが、自分自身のしっかりした軸をもってなければ雷同になるが、人のためにもなる正しい選択を堂々とやればよい。

　9月21日現在、少なくとも1回以上のワクチン接種をした人の割合は、スペイン80.1％、中国76.2％、カナダ75.5％、・・・・日本は9位で66.9％と現在猛追中である。ただ気になることはすでに8割以上が接種完了したイスラエルで再感染が進行中で死者も増えている。

　抗体価の低下や新たな変異株の出現が原因かと言われているが、油断のならないウイルスであることは間違いない。

＊　4回目のワクチン接種が始まったが、接種しないで様子を見ている。重症化例が減っていることと感染者数自体も漸減しているからだ。感染が0になるかは別としてそろそろ共存状態、つまりウィズ コロナを期待したい。

自己紹介　―趣味編―

社会医療ニュース Vol.　No.526　2019 年 5 月 15 日

　いつも堅いことばかり言っていると動脈硬化になりやすいらしい。という事で年度も元号も変わることだし、少し砕けた自己紹介をしたい。

　今、住んでいる熊本県合志市は熊本市と阿蘇との中間にあり、熊本市から移り住んだのが 1992 年なので、この地で 27 年目を迎えた。聞くところによると、「住みやすい街ランキング」で九州 2 位とのことだが、住んでいる本人達にはさほど自覚も実感もない。どこが良いんだかと思っているが住環境や子育て環境がよいとのことで高評価を得ているそうだ。緑が多いのは田舎だからだし、子育て環境がいいのは大企業の工場とその税収があるからだろう。自分が移り住んだ理由は熊本市内があまりにも暑く、温暖化の進行に伴ってますます耐え難いものになってきたからだ。もちろん子供が大きくなって手狭になったのも一つの理由だ。

　移り住む前年に猛烈な台風 19 号のため、敷地に大きな木が倒れこんでおり、また周囲は森があり、薪の調達には不自由はなさそうだった。そこでエコ活動の一環として薪ストーブを始めた。1995 年には屋根に太陽光発電をつけ、可能な限りのエネルギーの自給をめざした。阿蘇に近いので熊本市内に比べやや涼しい。その分、冬は厳しく最も寒い時で -10℃ まで下がった。薪ストーブは部屋全体が暖かく、香りも良くて気に入って

いる。栗の木を燃やすと栗饅頭の匂いがし、桜を燃やすと桜餅の匂いがする。もちろんヒノキの香りは抜群だが燃料としては長持ちしない。薪はクヌギ、コナラ、カシ、クワなどの堅木が長く燃え、寝る前に大きな薪を入れて、空気孔のダンパーを絞っておくと朝までもつ。

　アウトドアの本を読んでいたら、寒い時は石を温めてタオルでくるんで暖を取るとよいと書いてあったので毎年、これをやっている。ストーブの上に石を数個おき、寝る前にこれを厚手の袋に入れ、寝床に入れておく。寝る頃には布団の中がちょうどよい温度になり、快適な眠りを誘う。まさに至福の時である。石はゆっくり冷えるので、睡眠の導入にはもってこいである。

　ここまで読むと全編これ、住宅雑誌に載っているような優雅さだが、エコ生活は通販生活と違って、根性が要る。優雅さは期待しないほうが良い。まず、一冬分の薪の調達は自分の敷地内の木を5本切って薪割をし、3年乾かす必要があるしそのスペースも要る。忙しい身なのでさすがに3年分の調達は難しい。時々薪を買うが、時間があればすべて自己調達したいところだ。3年分あれば2年分はCO_2の固定化で地球温暖化の阻止に貢献できる。薪ストーブでもう一つ重要な仕事は煙突掃除である。これは絶対欠かせない作業であり、排煙が不十分だと一酸化炭素中毒の危険がある。別荘で最初に薪ストーブを始めたときによく起こる事故である。幸い煙突の一部が部屋を横切り、二階の寝室に突き抜けているので、煙突の一部を外して掃除が可能だ。おまけに寝室も適度に暖かい。

　薪ストーブを26年間やってきたが、さすがに若い時のように斧をふるって薪をバリバリ割るということも難しくなった。

主な原因は手の変形性関節症で、要するに使い過ぎと加齢による軟骨のすり減りである。学生時代には軟骨は再生しないと習ったのだが、すごく遅いが再生しないことはないようだ。ちなみに軟骨のターンオーバー（入れ替わり）は127年とのことなので、道理で治らないはずだ。皮膚は28日、赤血球は120日、骨は7年で入れ替わるので、軟骨は一生ものとして大事にしなければならない。間違ってもうさぎ跳びなどはやってはならない。これは学生時代によくやらされたが、どこを鍛えているのか目的のはっきりしないトレーニングだった。強いて言えば根性を鍛えるとか、理不尽なことに耐えるなどの効果を期待していたのかもしれないが、これで膝を痛める若者も多かったろうから罪深い話だ。自分の遺伝子検査をしてみたがやはり軟骨の再生は弱いと出た。結果論ではあるが。

　隣地の1反半（約450坪）は父が何かの理由で買わされた土地らしく、農地なので税は安いが使い前がない。ここに3年がかりで一人で芝を張った。耕して均して肥料をやり、それから大量に買ってきた芝を張るのである。夜、遅く病院から帰って、作業用のライトをつけて、耕して張る。近くの人は医者だと思わなかったろう。ここまでくると園芸を通り越して農林業に近い。引退したら晴耕雨読ならぬ晴耕雨医を目指しているが、実現に至ってない。

　芝生の管理もまた大変で、週1回の芝刈りをしなければ美しくないし、少し放置すると雑草だらけになる。特に芝の伸びが速い夏の炎天下での芝刈りは、汗だくになりながら熱中症を心配しながら1時間半ほどかかる作業でほとんど修行に近い。しかし刈った後の芝面が斜めの光を受けて輝く一瞬は疲れを忘れさせる。新の準備を始める10月まで芝生の作業を、それから

春先までは薪ストーブの作業と園芸は年中忙しい。

　時々野菜作りに挑戦してみるが、野菜はこまめにお世話をしないと良くできない。たまに豊作になるが、そんなときは近くのスーパーでも山のように入ったニンジンが一袋100円で売られたりしていて、自分の労働の対価を考えるとがっかりくるのである。とはいえ、新鮮な野菜が朝取りで食べられて幸せなんだ、幸せのはずだと無理矢理、合理化して自己納得させ、それ以上考えないようにする努力も必要だ。

　現代生活は自然から離れつつある。都会でマンションにすむと今日、雨だろうが、晴れだろうが、強風だろうが、日経平均ほどには自分自身の直接的関心事ではない。ポリ袋が海に流れて海洋生物の害になることもメディアで知ることができるが、プラスチックを減らそうという努力はしない。子供たちもカブトムシとその餌もデパートで買い、死んだら捨てるという消費物だ。でも本当にカブトムシを理解するためには卵から育て、腐葉土をやらないと難しい。

　世界は実体験からしか深い理解には至らない。医療制度も医療もその現場に長くいてかつその周辺の勉強もしなければ本質的な理解には遠い。また、堅い話になってすみません。

＊　プーチン戦争が始まってエネルギー価格が高騰している。バイオマスを使う薪ストーブの価値は高い。薪づくりに励み、始めて3年分をストックした。

第8章
働き方改革

1.	働き方改革が難しいわけ

社会医療ニュース Vol.47　No.554　2021 年 9 月 15 日

　今年も線状降水帯が発生し西日本各地で土石流や浸水を発生させた。海水温が 1 度 C 上昇すると大気中の水分量は 7 ％増える。温暖化が進行する限り、猛暑、水害、台風は年々ひどくなるだろう。根本原因の二酸化炭素をいかに減らすかにかかっている。

■残業を前提とした急性期病院のシステム

　働き方改革も同様で、長時間労働の本質的な原因に遡った根本的な議論がないので、遅々として進まず隔靴掻痒の感がある。海外の事情を知らず、日本の特殊事情の中だけで議論すると目標を見失う。現状追認的な施策が提案される理由は「異常が常態化されると正常と錯覚しやすい」からである。

　日本の年間労働時間も次第に短くなっており政府の報告でも今やアメリカより少ない。だがここにはマジックがある。非正規の労働時間が統計に入るとそれだけで短くなる。しかし、いわゆるサービス残業は実態として存在し統計数値との乖離を生ずる。また残業手当は諸外国に比べて倍率も低く、雇用を増やすより残業させたほうが合理的と言う側面もあった。ただ、こうした残業を前提とした労働慣行は戦後の日本社会の基本にあり医療界も例外ではない。特に医師は本来労働者と言う意識が薄いため、長時間労働是正の意識も希薄だった。

先日英国に住む日本人医療者にこのパンデミック下の残業について実情を聞いてみた。周知のように英国の医療はおよそ8割がNHSによる国営であり、「残業は基本的にない」との答えだった。英国では社会システムが残業を前提として構築されていない。病院の平均在院日数は6―7日、稼働率は6―7割程度なので急性期医療は平時からある程度の余裕がある。対照的に日本では病床は多く、スタッフが少なく、急性期病院の稼働率は85％以上を確保しなければ採算ラインに乗らず、しかもほとんどのスタッフは残業を常態とし、超勤手当は予定された月収として組み込まれている。

　よく引き合いに出すが英国の20代医師より日本の60代医師のほうが勤務時間は長いのである。もとより平時から余裕のない状況下にある急性期とくに救急医療で、野戦病院を作っても誰が担うのかという問題に必ず突き当たる。つまりいつも全員忙しいのが日本の救急病院の現状だ。好きでやってるんだし、患者を断って減らせばということも言われたが、それでは経営が成り立たない。特に救急は極めて悲惨な診療報酬構造であり、COVID-19のパンデミックはここに最大限の負荷をかけている。

■安価で長時間労働に耐える便利な医師
　1986年ミシガン留学中に日本人研究者がボスを訪ねてきた。現医療政策機構代表理事の黒川清氏である。UCLAから東大に移られて間もなくだった。昼食をしながらなぜ日本に帰ったのかを伺った。「安くて優秀で長く働く研究者が多いからだよ」と冗談交じりで答えてくれた。日本の医学医療はこうした、いわゆる医師の下層階級で支えられてきたが、さすがに持続可能

性に問題があった。現在の働き方改革の提案は、やはりこうした安価で長時間労働の医師の存在を前提としている。個人の修練だとか地域医療を守るなど様々な理由を上げているが、年間1,860時間の残業を正当化する根拠にはならないだろう。世界的に見ても恥のレベルである。

　大学には未だに無給や低給与の医師、院生がいて、こうした医師はバイトと称する出稼ぎを常としている。一方、地域医療を守れと言う病院側も薄給の大学医師を求めている。薄給でなければ困るのである。つまり問題の本質とは異なるが利害では一致するのである。これに似た構造はよくある。例えば新研修医制度ができる時も、新専門医制度ができる時も、本来の趣旨からそれてなぜか途中から地域医療を守れと言う筋違いの横やりが入るのは、現実的に安価な長時間労働が失われてしまうという側面が大きいのだ。安価な医師が存在することは部分最適だが、結局、疲れ果てて開業へ向かうことになる。病院数は減り、医師全体は増えているがその分、無床診療所は増え続けている。病床の機能分化と医療費の配分、長時間安価労働の存在が部分最適であっても日本人や日本の社会、日本の医療全体に最適とは言えない。COVID-19の病床をいかに確保しても野戦病院を作っても、それに対応できる急性期医療を担う医師が時間的にも経済的にも平時からぎりぎりで余裕がないため、箱だけでは機能はしないだろう。地域医療構想では機能分化を誘導するようなデータを示してはいるが、集約の決定的要素にはならない。決め手はやはり診療報酬である。当然ながら診療報酬での適切な誘導が機能分化を促進する唯一最大の手段だろう。私見であるがDPC制度導入時に比し医療の標準化もかなり進んでおり、また一部の治療でDRG的な全体包括の設定もされつつあ

る。そろそろ少しずつ DRG へ移行し、効率化を図る時期であろう。また、欧米に比べ救急や手術などの、リスクの高い人手のかかる技術評価が依然として圧倒的に安いのも是正が必要だ。こうした医療費の再配分によって急性期に人的資金的余裕を持たせ、有事の際の公的な責務を負うという体制も必要と思われる。

■日本人を幸せにしない長時間労働

　人生で最も幸せな時期はと問われれば、アメリカにいた頃だと答える。週5日勤務だったが5時にはきちんと終了する良い研究環境だった。そのあとは殆ど家族と過ごすことができた。時にパーティーもあるが家族一緒だ。日本に帰ると自分の時間のほとんどを非効率な仕事と宴会に費やした。途方もない残業を認めるのではなく週労40時間で効率よく仕事を終える仕組みを考えることこそが重要だ。技術修練や研究も必要だが、その期間を決めて専念させ収入も保証することが大事だ。臨床も教育も研究も中途半端になってはダメだ。労働の在り方と生産性を根本から考え直さないと日本人に幸せはない。

---

　*　長時間労働の是正を本気で取り組まないと日本の将来は暗い。労働時間も限られた資源なので、これをいかに効率よく使うかを研究する必要がある。特に医療界では、時間は無制限にあり、患者のためならどんな時でも出てくるべきだといった滅私奉公の文化が支配的だった。労働観もふくめ変えなければならない。

社会医療ニュース Vol.47　No.546　2021 年 1 月 15 日

　2020 年 12 月 14 日に開催された第 11 回医師の働き方改革の推進に関する検討会の中間とりまとめ（案）が出された。これを読みながら以下の様な感想を抱いた。

■南北戦争の大義

　アメリカの南北戦争は 1861 年 4 月に勃発し 1865 年 4 月に北部諸州の勝利で終わったが、建国以来、最大で最後の分断と言える。当時、北部は近代工業が発展し自由な労働者が必要だったが南部の農業地帯は奴隷労働を必要とした。南部諸州は奴隷制度廃止によって南部の経済は壊滅的な打撃を受けると主張、北部は人権問題でもある奴隷の開放を主張した。最終的に北軍が勝ち、奴隷解放宣言が出され、自由労働者が増えてアメリカの発展につながった。

　働き方改革の議論でも、長時間労働なしには医療が維持できないという現状論の肯定が、そのまま法制度に反映されつつある。奴隷制度なしには持たないという南部諸州が勝つようなもので、長時間労働を現状肯定し制度化する方向だ。ちなみに南北戦争以後、奴隷制度を廃した南部は北部による近代化のおかげで鉄道がひかれて便利になる。働き方改革は過剰な労働から医師を守るという大義から出発したが、現状肯定論にすり替わってしまった感がある。

そもそも医師の過剰な労働が健康被害や自殺を惹起し社会問題化したところから働き方改革の議論が始まったと記憶し認識している。COVID-19 による病床ひっ迫も元来、ぎりぎりでやっているところにさらに負荷がかかり、病床ひっ迫と言うより長時間労働で疲弊してきた医師看護師を含めた医療者のひっ迫である。この状態は COVID-19 以前から潜在的にあり、特に救急や集中治療などの重症系救急はそもそも長時間労働が常態化してスタッフは長続きせず、処遇も改善されないままに来た「つけ」がここに来て一気に噴き出した。

■ 1,860 時間はどこから来たか

改めて確認するが労働基準法では 1 日 8 時間、週 40 時間が法定の労働時間である。もちろん、仕事量は時々によって変わるので法定を越えた労働、いわゆる法定時間外労働が 36 協定で定められている。かつてはこの上限が無かったので 2019 年 4 月より上限規制が始まり、月に 45 時間以下、年 360 時間以下となった。これは休日労働を含まないので 1 日当たり 2 ― 3 時間の残業ということになる。仕事によってはさらに多忙な時期もあり、年 720 時間、休日労働も含めて複数月だと 80 時間以下、単月だと休日労働を含め 100 時間未満となる。1 日 8 時間を基本とすると 720 時間は 90 日分の労働となり、年間にして 18 週分、月 22 日労働で約 4 か月分余計に働くということになる。

医師は特例あつかいで、月あたり残業 80 時間、12 か月分とすると 960 時間とされ、一般労働者より 240 時間長くなる。960 時間の残業は 120 日分、24 週分の労働となる。これが A 水準だが一般より 30 日分長い。感覚的にこれ位なら許せるが、

Ｂ・Ｃ水準の 1,860 時間となると話は違う。これに正規の年間労働時間約 1,800 時間を加えると 3,660 時間となる。一日の可処分時間を 12 時間とすると 12 × 365=4,380 時間、これで 3,660 時間を除すると土日を含め自分で使える時間の 85％は仕事に費やすことになる。一般労働者は約 40％なので 1,860 時間はいかにも長い。加えられた 900 時間はどこから来たのか。これは推測だが当直勤務 24 時間月 2 回で 48 時間、夜勤 12 時間を月 2 回 24 時間、合わせて月 72 時間となり、これの 12 か月分 864 時間でほぼ 900 時間近い。世界的に見てもこれは圧倒的に長く、いかに現状追認とは言え過酷すぎるだろう。

■そもそも医師の特殊性とは何か

　海外を見てもシンガポールや米国でレジデントの残業は月 80—100 時間なので、1,860 時間はいかに研修中とはいえ例を見ない長さで、国際的にみても非難されかねない。医師の過剰労働による健康被害に端を発した改革論議であったが、結論は改革より現状肯定で、見方によっては遠慮なく長時間労働をさせる環境を作ってしまうのではと危惧する。特殊なのは医師の働き方ではなく日本の医療制度そのものだ。平日に軽微な疾患を見るほうが、夜間休日に救急対応で身を粉にして働くより実入りや処遇も良ければ前者を選択するのは当然だろう。今、多くの医療者が COVID-19 で頑張っているが、使命感や遣り甲斐論ではどうしようもなくなっている。やはり仕組みを変えて常態化した長時間労働を構造的に是正する以外になかろう。海外でできていることが日本ではできていない、この事が特殊性の本質だ。換骨奪胎は改革ではない。

　副業も含めた労働時間と言うのも地域医療を守るためと言い

ながら当直要員確保が優先されている。つまり奴隷がいないと回らない南部諸州と同じだ。当直の在り方自体を見直し、オンラインの積極的利用なども考えるべきだ。副業時間も積算すると言ってもそれは自己申告である。

　先進国の病院と比較して最も異なるのは医師や看護師をサポートする人材の質的、量的薄さである。集中治療士や麻酔士、NP などのすでに海外で確立された職種を導入し権限を大幅に委譲すること、救急や夜間休日勤務の医療者の処遇を大幅に改善すること、この二つが抜本的な改革の本丸だが、権限委譲も新たな職種もオンライン診療も遅々として進まず、既得権を守ろうとする勢力の抵抗が強く換骨奪胎され当初の目的から逸れているように思える。

　自分が自分の主人になるためには、自分の時間が必要だ。これが奴隷と自由人の最大の違いだろう。1,860 時間は奴隷制に近い。唯一望みとする点は時間外労働総てにきちんと賃金が支払われることである。時間外には当然割り増しがあるので、本給と合わせると相当の年収になるはずだ。この議論は殆どされてないが一度試算をしてみてはいかがか。過剰労働が労使双方にとって割に合わないものであるという実感が沸いてくるはずだ。

　＊　医師の仕事はどの国でも忙しいということになっている。調べる限り日本では度を超しているようだ。1,860 時間の超勤は 2 倍働くことになる。2 倍給与が払えればよいが、価値の創出は 2 倍にはならず、安い給与で長時間労働の構造は変わりそうにない。

　若い医師の過労死は減らないだろう。

3. 医療体制と病床ひっ迫の本質

社会医療ニュース Vol.47　No.547　2021 年 2 月 15 日

　混沌を世界中にもたらしたトランプ政権がすったもんだの挙句にやっと終わった。選挙不正を根拠なく言いふらし、盗まれたなどと嘘を吹き込み、前代未聞の議事堂乱入事件を引き起こし、ろくに引継ぎもせずに去っていった。民主主義国のリーダーと自認していたが、トンデモ大統領が実権を握った危うい時代だった。COVID-19 での死亡が 40 万人を超えてもなお無策だった彼のアメリカファーストとはいったい何だったのだろうか。

　COVID-19 に対しては日本ではそれなりの対策を取り、自粛を促し、非常事態宣言も発出し、1 月 24 日時点で若干減少傾向にある。ただ、患者増の 10 日ほど後に来る重症者の増加も「ひっ迫」を越えて、一部では「危機的」状況だ。最近、テレビや雑誌で見かける論調は OECD の中で人口当たり病床が圧倒的に多く、医師数もそれなりで看護師数も遜色ないにも関わらず、少ない患者数でなぜ医療崩壊と言う事態となるのかというもので、当然の疑問だ。人口 1,000 人当たりの病床数は日本 13.0 で、アメリカ 2.9、イギリス 2.5 に比べてもかなり多い。COVID-19 の受け入れ対象と思われる一般病床 88.8 万床でみても、人口比で日本 7.4 とイギリスに比べ病床数は 3 倍多い。一方で平均在院日数は 16 日で効率が悪くアメリカの 3.5 日、イギリスの 5 日を考慮すると日本で使えると思われる一般病床は機能的には 26—28 万床分と換算される。人口 1,000 人比に

すると 2.2 床で使用できる病床はむしろ少ない。さらに一般病床と言っても人手の少ない小規模を除くと COVID-19 に対応可能な病床数はさらに少なく、DPC 対応可能規模を 300 床以上とすると 316,200 床、平均在院日数 11.4 とするとこれも実質 9.7―13.9 万床分である。人口比にすると 1.1―0.7 となり受け入れ可能病床全体は米国の 24―34％ となる。ひっ迫するはずだ。病床は多くあるものの対応できる病床が 30％ しかない。

　しかしひっ迫の主因は病床ではない。1 床当たりの医師数は 0.2 人（アメリカ 0.9 人）看護師 0.9 人（アメリカ 4.1 人）と対応病床が 3 割で人員の厚さは 1／5 である。COVID-19 死亡数は日本が 4,000 人ほど、アメリカが 40 万人つまり 100 倍で、人口比の死者は日本で 0.032、米国で 1.29 となり 40 倍と多い。職員数は、医師看護師だけでなく医師を支える職種も米国の 1／4―1／5 と少ないので、当然救急や ICU のスタッフの負担も大きい。

　整理してみよう。ひっ迫の主要原因は人手、特に医師なのでそれに絞ってみると使える病床はさらに少ない。重症患者の最後の砦である集中治療室を管理する専門医は日本で 2,000 人、1,000 人当たり 0.015、アメリカは 29,000 人で人口比 0.08 とアメリカの 19％ しかいない。集中治療室を保有するような高機能病院は日本では 85―95％ の利用率がないと損益分岐点を越えてしまう。COVID-19 に対応できる病院はこの時期特に空床が少ないので、5％ も増えれば満床となりひっ迫と言うことになる。

　1 月 23 日のデータの新規発生数は 5,043 例、重症者数は 1,011 例でピークだった 1 月 8 日 7,882 から 36％ 減だが新規発生から 10 日目前後に重症者のピークを迎え、現在が最も重症が多い

時期である。また1月末から2月の初めの寒い時期は血管系の患者も多く最も死亡が多い時期と重なる。従って医療崩壊のリスクが最も高い時期と言える。

　現状をさらに詳しく見てみよう。1月23日公表のもので、各県ごとのステージを4段階に分けひっ迫度を指標で示している。このうち重症者病床使用率（重症者／確保病床）と10万人当たりの新規報告数・週をステージ4で比較的差の少ない県で比較してみた。神奈川・兵庫・沖縄（55.5　57.5　56.6％）新規報告数（61.3　31.7　44.9）でいずれもステージ4である。確保病床の使用率が50％を越えると厳しくなる。人員が確保できなければ現場が回らないので残り50％の病床を利用するためには通常の救急疾患を断らざるを得ない。

　仮に米国での重症者数を一日死者の10倍とすると40万人、日本では1,000人前後で、それぞれ人口比でみると米国0.128と日本0.008となり、現状がひっ迫とするなら、COVID-19の対応能力は米国の1/16でかなり少ない患者にもかかわらず限界に達する。

　今さらとも思うがなぜこうした状態に至ってしまったのかを考察しておくことは有意義だろう。以前にも書いたが日本の医療体制はベッド数、医師数、在院日数、職員数、医学教育などにおいて欧米先進国と異なり、かなり奇怪である。ただ、昔から違っていたわけではない。例えば在院日数をとっても1960年では先進国の中位でドイツと同等で27日前後である。諸外国が在院日数を徐々に減らすのとは反対に在院日数はどんどん伸びて1985年の40日弱をピークに下がり始めるが一度増やすと簡単には減らない。二つの失敗がある。一つは諸外国でケアの範疇にある領域も医療に組み込み、ただでさえ少ない医師の

関与をさせたこと、二つ目は出来高制を包括制に変更しなかったことである。出来高制は長く居ても報酬が入る。必然的に病床を増やし長期入院が増えることとなった。出来高制度の最も怖いところは医療費の抑えが効かないことである。

　欧米諸国と比し圧倒的に多いのは慢性期療養病床である。欧米のホスピタルは急性期治療（キュア）を行う所で、療養（ケア）は施設（ファシリティ）で行われ医師の関与は限定的である。医療資源が慢性期にシフトし、急性期医療が圧迫され長時間労働と高稼働率を強いられ、ますます余裕がなくなっている。幸い日本では COVID-19 による死者も感染者も少ない。ひっ迫するのは、米国と比べ人口比で使用可能な病床が 1 / 3 、医師看護師が 1 / 5 、集中治療医が 1 / 5 で、結果対応能力は 1 /16 でこれでは勝てない。本当に怖いのは敵ではなく無能な指揮官である、というインパール作戦の教訓を今さらながら思い起こす。

＊　COVID-19 対応ではそれぞれの国の医療対応能力が試された。日本ではとりわけ急性期医療において、ベッドが多くスタッフが少ない状況のために、急性期らしい医療提供ができなかった。

　補助金が多くついたことで、COVID-19 対応を行った病院ではかなり収支が改善したとみられる。従来から、薄い体制に加え診療報酬の面でも薄かったので、有事に対応できるような急性期病院らしい病院の整備はできなかったと言える。

4. 働き方改革は実現するのか

社会医療ニュース Vol. 47　No. 549　2021 年 4 月 15 日

　COVID-19 で働き方改革どころではなくなったが、一旦決まった改革の方向性を逆行させるわけにはいかない。今回の COVID-19 対応で日本の持つ医療体制の脆弱性が浮き彫りになった。日本独自の世界に冠たると称して来た医療提供形態が海外と大きく異なるだけではなく、非効率で機能していないと皆が感じ始めている。

　働き方改革と地域医療構想そして医師の偏在是正を厚生労働省は三位一体の改革と言っている。私見では最後の医師の偏在は結果に過ぎず、改革の対象とは言い難いと考える。すなわち地域医療構想による再編・集約と機能分化、働き方改革による集約と効率化が進まず人口構造や医療水準の変化に対応できないまま、今まで放置されてきたために結果として医師偏在があると考えている。さらに言えば偏在以前の問題として 100 万床を越える病床に広く薄く医師が配置されており、アクセスは異常なほど良い割には非効率でコストが高く質の低下を招いている。急性期も慢性期も病床当たりの医師の定員は集中治療やハイケアを除いて明確に決まっていない。例えば当直医は 800 床の急性期病院でも 80 床の慢性期病院でも一晩に一人必要だ。当直が「睡眠できる程度の労働実態」と解するなら 800 床では形式的な当直はむしろ不要だ。一方慢性期で 80 床なら 5 病院集めて 400 床を 1 人で合同当直もできそうだ。外来患者の数も

医師 1 人に何名の患者までと定められてはいない。外来ではストラクチャーもプロセスもアウトカムもほとんど求められていない。病床数とナースの数が決められているのとは対照的である。1 日に 100 人診ると豪語する医師もいるが、アメリカ並みに 30 分診療すると 50 時間かかる。8 時間で 100 人診るには 1 人 5 分以内で終わらせなければならない。いかに対面での情報収集が重要といっても時間的かつ物理的に相当の無理があり、質は低いだろう。病院は機能評価があるが診療所は独自の機能評価がない。

　もう一つ加えるとアメリカの開業医は病院に患者を連れて行って手術や検査を自ら行い、技術料を収入とする。日本では開業すると病院との縁は殆どなくなり、ほとんど外来患者のみで収入を得ることになる。手術をバリバリやる勤務医が開業して外来だけをやり、収入はむしろそちらが高ければリスクが高く給与が安く時間拘束も多い勤務医をやめて開業へ向かうのは自然だ。とくに無床診療所の開業は毎年 1,000 件ほど増え 2019 年には 96,000 か所まで増えた。都市部で増えているのでそういった意味では診療所の偏在である。

　医師が薄く広く分布することにより本当の急性期医療への負荷が増大している。必要なところを厚くするつまり集約が進まない結果、本当の急性期医療や救急を担う人員の確保ができなくなりつつある。今まで若い勤務医層を中心に聖職意識や遣り甲斐と言った言葉で美化されてきた医師の長時間労働がもはや限界であることが今回のパンデミックでますます露呈してきた。厚労省の働き方改革推進検討会の中間とりまとめ（2020 年 12 月 22 日）では時間外労働上限 1,860 時間は現状追認の提案であり、仕組みを根本から変える、換言すれば優先順序の低

い仕事を切り捨てる「改革」らしい割り切った提案はなかった。さらに現実問題として通常の年間労働時間に1,860時間を加えると4,000時間に近くなる。時間外には割り増しがつくので医師の平均時給（通常7,000円以上）を大バーゲンで3,000円としても1,200万円＋αとなる。C水準で、技術見習いにこれほど支払えるかが実際的な問題であろう。中間とりまとめでも時間のことは触れてあっても給与や手当のシミュレーションは全くない。先日、熊本県の会議があり、この点を労基に尋ねたが、割り増し分はもちろんルール通り支払う必要ありと言う回答だった。仮に最低賃金に近く設定するとそれこそ「ブラック」と指弾されかねない。

今回の「改革」の原点に戻ると労働基準法の遵守、それにより健康被害を防ぐ、健全な社会生活の保障など具体的な提案を打ち出すべきだろうが、現状を鑑みて長時間労働を制度的に容認する形となっている。つまり現状の改善にはあまり踏み込まず、違法性を阻却するために時間制約のルール変更を行ったに過ぎない。現状を固持することは既得権を守ることに他ならない。従ってこの問題は既得権にあり現場の工夫で解決するには限界で、政治的に解決すべきと筆者は考えている。明らかな問題が浮上しているにもかかわらず、逆に政治力で抑え込むことはよくある。こうした構造を改めるには今のところ選挙、そして投票行動しかない。ところが投票率が低く、しかも選択肢の少ない選挙制度では民主すなわち投票数より献金の影響力のほうが圧倒的に強くなる。

1,860時間は明らかに制度的後退だが、二つの理由で思惑通り進まないと思う。一つは上述の長時間労働が容認されたとしても実際に支払える原資である賃金が確保できないこと。もう

一つはもっと根源的な問題だが、若い人の権利意識が増大し、ワークライフバランス以上に自己決定や男女平等などの意識が深く静かに広まりつつあることだ。筆者は長期的に見てこうした若者の意識の変化は結果的に健全で平等な社会を作るだろうと期待している。

　日本の医療が世界に冠たるというのは昔から神話だった。世界に冠たる病床数だが機能分化はお粗末で、その結果平等感はあるが低い平等が達成されたに過ぎない。低いがゆえに他国に比べ COVID-19 の発生率も死亡率もかなり少ないにもかかわらず、ひっ迫で大騒ぎになった。公立、公的、民の順番でパンデミックに対応するのが国策だと思うが、なぜか国や厚労省からは国難と言いながら適切な強制力を持った指令は出なかった。公務員に対しては命令権があるはずだ。また、日本では完全に民と言える医療機関はない。すなわち診療報酬の８割が税と保険という public money であり、事実上半官半民と言える。こうした処へも強制力を持った指令を出して「国難」をしのぐリーダーシップとガバナンスが欲しかった。

＊　働き方改革の実現には病院文化や意識の改革が重要だ。加えて、働き方改革を進める病院には診療報酬上の優遇が必要だろう。長時間労働を容認するような改革に逆行する病院にはむしろペナルティーが必要だろう。ここを間違えると改革は進まないどころか長時間労働を助長するようなことになりかねない。

第9章

未来への提言

1. これからの医療を考える ―医療提供体制―

社会医療ニュース Vol.46　No.534　2020 年 1 月 15 日

　先日、岡田氏にお会いすることができた。声は多少ハスキーだったが、LTAC 研究会の頃とは異なり、ずいぶん元気になられ昔の精気が戻りつつあった。嬉しい限りである。また、このニュースも旧知のしかもクラッシック音楽好きで相性の合う、多少口の悪い小山秀夫氏が継続して頂けるとのことで、安堵している。自由に発言できる場があり、さらにこうした場を維持管理される方がおられることは社会的にも意義のあることだとつくづく思う。わたくし自身もできる限り、本紙を支えていきたいと考えている。これからもよろしく願いします。

　さて、2020 年のオリンピックイヤーを迎え、今年はいろんな面で、さぞ盛り上がる年になろう。個人的には真夏にオリンピックをやっている場合ではないという気分だが。もちろん医療関係者にとってはその前の診療報酬の改定が気になるところであろう。院長を譲ると診療報酬のこまごまとした事はあまり気にならなくなった。むしろ、これからの医療提供体制や働き方改革や、環境問題、若年人口減などが気になる。

　医療提供体制で言えば、現下の地域医療構想と調整会議で議論されているが、正直言って、進んでいるとは思えないし、現状ではそもそも建設的な議論ができる場ではない。原因ははっきりしている。この構想の出発点は新たな二次医療圏、つまり構想区域の再設定にあった。大和総研の亀井亜希子氏による

と二次医療圏は 341 から 328 に減っただけで、13 医療圏が見直しされただけである。患者の流入 20％とか流出 20％などは医療圏の見直し後に議論すれば良く、どうでもよい些細なことである。生活圏に見合った二次医療圏の再設定が本質的に重要な課題であったが、これはなぜかすっ飛ばして議論が始まった。もっとも、この医療圏見直しは戦後に GHQ からも指令が出ていたのだが、残念ながらうやむやになった。この間、人口構造やアクセシビリティーが大きく変化し、ミスマッチが拡大していったにもかかわらず放置されていたと言っていい。その原因は行政の怠慢と既得権だ。

　地域医療構想が地域住民のために真に有益になるためには、「生活圏」に基づいた医療圏の設定を今からでも良いから本格的に進めることである。高齢化が進み医療・介護・福祉はまさに生活そのものになっている。生活圏の定義は人口 50 万人以上、救急車で 60 分以内、ヘリで 15 分以内などと設定すればよい。さらに遠いところは遠隔診療システムの導入で、合理的かつ現実的な医療圏の設定は可能だ。「二次医療圏ごとに設置」などと言う行政の文言があるが、2 万人から 266 万人という 100 倍以上の人口サイズの違いがあり、このばらばらな医療圏で医師の偏在や患者の流出入を一律に議論しても解決にはつながらない。これに対し「地域の実情に合わせて」と言う文言が添えられるが、これだけ差があると実情は大違いだ。政府にお願いしたいのは自治体つまり行政の枠を超えた医療圏の設定に向けて行政主導で原則論・総論を確立し、その方向性に沿って医療圏を再編して、そのうえで各論としての医療提供体制を考えてほしいということだ。現在の地域医療構想は行き先を決めないで旅に出たようなもので、どこにも行けない。

現行の二次医療圏のような狭いエリアでは偏在や既得権の主張がより誇張され、誤った結論に至るだけでなく、広域的な医療提供体制の議論ができない。部分的な狭域の病床再編やダウンサイジングの議論に終わるだろう。その結果、住民が困るだけではなく、縮小していく社会の適切な受け皿づくりにも失敗し、結果的に社会的コストを増大させることになろう。縮小する社会では医療、介護、福祉、生活支援などのサービスをばらばらに提供するのではなく、これらがネットワークを組んでまさに地域包括的に提供する体制の構築が求められている。

　このような中で昨年9月26日に424の公立・公的病院が診療実績をもとに再検証対象として名指しされた。再検証Aは9領域すべてで診療実績が特に少ない（下位33.3%）277病院、再検証Bは6領域で類似かつ近接している病院307病院で、A、Bともに該当する160医療機関があり、307+277-160=424病院となる。要するに取り立ててこれと言った強みがない病院と、近くに似たようなことをやっている病院が対象となっている。このデータを基にして「公でしか担えない機能」を公的、公立に求めている。

　調整会議が進まないのは公的・公立が集約や再編に消極的だという見方で、このデータがあまり吟味されずに公表された。当然、名指しされた病院では混乱や反発が起こる。しかも病床は公だけでなく「いわゆる民間」も保持しており、こちらのデータを交えて総合的に議論するのが筋だ。原則論から言えば患者にとっては、適切な医療を適切な価格で受けられれば公でも民でも関係ない。

　さらに、そもそも論から言わせていただければ、「民とは何か」から始まる。民の定義が明確になって、「公でしか担えな

い機能」の議論となる。公の定義ははっきりしている。公的も解釈次第だがある程度、首肯できる。そうすると「それ以外の医療機関」が「いわゆる民」となる。このように定義が明確でないところから出発しているので、それ以降の文言はすべて拡散的に曖昧である。曖昧な定義で決着をつけられたらたまらない。つまりはやり言葉の「忖度」になるからである。忖度はルールに基づいていないのと何より透明性に決定的に欠けているのが困りものだ。公でしか担えないというところに民が手を出すなと言うことでもない。民でしか担えないところはない。なぜなら以前書いたように民はすべてを担えるのである。論理的に言うと「公でしか担えない機能」も本当は「無い！」のである。

　民の定義が曖昧なので「民業圧迫」という言い方もまた、漠然としている。民の定義は「報酬部分がすべて民からのお金で構成される」とし、公の定義は「報酬部分が公のお金すなわち公的保険と税と患者負担分（公定価格）から構成される」とするNHSの定義が最もすっきりする。次回はこの定義を巡る考察をしてみたい。

　＊　公民の議論は不毛だ。問題は役割分担が明確でないところだ。今回のCOVID-19対応で、課題ははっきりした。あとはどういう枠組みを作るかだが、地方自治体の手におえるものではない。

社会医療ニュース Vol.46　No.535　2020 年 2 月 15 日

　目の前にひとつのケーキがある。兄と弟がいてどちらも少しでも多くケーキを食べようと意気込んでいる。戦略家の母親は最初に切る権利を兄に、最初に選択する権利を弟に与える。結果的にケーキは平等に分けられる。前号の岡田氏の「社会福祉は正義である」を読んで納得し感ずるところがあった。と同時にハーバード流交渉術にあった、この「自動的に正義を実現する方法」を思い出した。正義の実現にはこうした権利の平等と相互牽制が前提となる。

　桜を見る会、カジノ、ゴーンで年末年始が終わった。この三つに共通するテーマは権力でルールを変え、金力で権力を買い、金力で法さえ破ることができることを実証し、多くの人にある種のやるせなさと無力感を与えた。いずれも罪深いことであるし、社会全体の信頼感を喪失させる、いわば不正義の象徴だ。ケーキほど単純な話ではないが、権利の平等や相互牽制(つまり三権分立)などが壊れつつある。つまり、やっぱり金と権力には勝てないという不正義がまかり通る時代となってきたようだ。本題に入る前に日本の医療提供体制の歴史を振り返ってみよう。江戸時代は漢方医の世界で病院はなく、患家に往診に行き薬を処方するという体制で、外科も内科もなく病院も診療所もなく、薬剤師と総合医を合わせたような役回りであった。もちろん保険もないので患者の支払える余力に応じて診療費を

得ていた。近代医療は蘭学から発し、蘭学を中心に医学校が設立される。医制が始まったのちしばらくは漢方医と蘭医が並立していたが、やがて西洋医学を中心とした教育体制が始まり、1883年には西洋医学による医師国家試験が行われ、現在に近い医師が輩出され始めた。病院と診療所の区別は単純に病床数の多寡で決まり1891年に患者10人以上を入院させる施設を病院とし、それ以下を診療所とするようになった。この単純に病床数で区分けする発想は現代にもつながり19床以下を診療所、20床以上を病院と呼ぶがそろそろ実態と乖離してきた。この考え方は病床数というわかりやすいが規模の違いしか表現しない区分けであり、機能的な違いを明確にしたものではなく、結果的に病院と診療所の区別を曖昧にし、その後の機能分化を阻害する要因となった。従って、諸外国に見られるような病院と診療所との分業体制は構築できないまま現在に至っている。加えて、日本の制度が病床数や配置の人数などの外形や構造（ストラクチャー）に重きを置き、機能（プロセス）やアウトカムを評価する考えが歴史的にもなかったと言える。

　日本の医療が民間中心で形作られたとよく言われるが、必ずしもそうではない。医療でも教育でも、軍隊でもすべて原点は民から始まる。ただ、公共財的要素が強いものは順次公的資金が入り、公を充実させてきた。日本でも最初は官立病院が多かったが次第に財政難となり1887年には公立病院の多くが廃院となったり民間に払い下げられたりしている。民間病院は主に富裕層を相手とし、洋行帰りの医師が高額な治療費を取って運営されていた。公的病院は戦時の傷病兵治療や貧民救済などそれぞれ果たすべき役割が異なり一概に論じられないが、公立病院との中間的な立場にあった。詳しくは「厚生の指標63巻11号

地域の医療介護入門シリーズ」を参照のこと。

　戦後 GHQ の指令下で軍関係の病院の再編が行われたが、1950 年医療法人制度が創設され資金の調達が容易になるにつれ、公と異なり規制のない民間中心の病院が増えた。1961 年、国民皆保険ができるまでは医療機関の経営は不安定であったが、自由開業制のもと徐々に民間診療所や病院も増えていった。ここで疑問に思うことは国民皆保険と言う制度はあまねく国民から保険料を徴収する建前上、あまねく医療機関が存在する仕組みも必要だったはずだ。なぜなら保険料を払っても受診できる医療機関がなければ、皆保険の意味はない。つまり、この時点で自由開業制に規制を加え人口規模に応じた規制をかけておけば、偏在もそれほどなかっただろう。開業と場所制限は国民皆保険だからこそ有効なのだ。

　仮に自由に開業したければ自費と民間保険の組み合わせで開業するということになろう。かつての保険医総辞退ではないが、ほんとの実力があれば真の private hospital or clinic としてやっていけるのではないだろうか。皆保険の世界では自費診療のみでは難しいかもしれないが、日本でもそろそろ公的保険は不要と言う富裕層も今後、出てくるだろう。

　日本には本当の意味の民間は存在しない。そう考えると日本の民と公的と公は公的保険制度に守られている限り私的初期資本と税の注入と税の減免割合の違いに過ぎない。従って民業圧迫と言う言葉も程度の差になる。初期の投資が私的なものであっても公的資金というバックアップを受けて運営されている限り安定的であり、医業を社会共通資本とするなら剰余金も社会に還元すべきものとなろう。社会一般の民なら、それぞれ知恵を出し競合し合い、新しい取り組みに積極的だが、日本医療

の「民」ではあまり目立たない。むしろ新しい職種創造や新規技術の導入やIT化には消極的で後ろ向きの傾向がみられる。これは公的な診療報酬つまり国民皆保険に守られているので、競争を避け現状維持バイアスが働くためと思われる。だからこそ医療の質向上よりも診療報酬の改定が最大の関心事になる。

　国民皆保険は社会保障と言う意味では国民に大きな安心を与えている素晴らしい制度である。ただ、保険者（支払い側）の機能が弱く、現行の制度の持続可能性に難がある。しかもあまりにも政治的な側面が大きく、時の政権の意向に大きく揺さぶられる傾向にある。岡田氏が言うように「医療もまた正義」である。自動的に正義が実現されるためには氏が指摘するようにアウトカム重視の診療報酬制度に転換すべきだろう。これは患者にとっても真面目な医療者にとっても、望むところである。医療のアウトカムは簡単に言えば「早く、安く、気持ちよく、きっちり治す」ことだ。これにお金がつけば自動的に良い方向へ行く（はずだ）。

＊　はっきり言って、公だろうが民だろうが患者にとってはどうでも良いことだろう。岡田氏が存命なら言うだろう。
　「いい病院が残り悪い病院が退場すればよい。それを決めるのは患者と地域の住民だ」

これからの医療を考える
―機能分化はどうあるべきか―

社会医療ニュース Vol.46　No.536　2020 年 3 月 15 日

　連日、コロナウイルスの話題ばかりで医療機関側も厚生労働省もコロナ疲れが見えてくる。未知の感染症ゆえに、経路や潜伏期、伝播の形態などもわからず、見えない敵との戦いは難しい。自分も当院の初代感染対策委員長だったので、こうした手さぐり的な試行錯誤は経験してきた。その頃より対策の方法や検査法もかなり進歩しているとは言え、行動半径が広まりしかも速いために難しさはいや増している。

　ただダイヤモンドプリンセス号の感染管理法はやや疑問に感じた。全長 290 m、全幅 37.5m、居住スペースが推定 5 万 ㎡として総員 3,700 人だと人口密度は 74,000 人／㎢とかなり過密だ。新宿で 18,000 人、熊本市で 1,885 人／㎢程度なので、相当の濃厚接触と言える。タクシーやバス、屋形船に数時間同室しても感染するなら数週間おれば、たちまちうつるだろう。医療者や検疫官などのある程度防御した人たちが感染し始めたら、密室封じ込めから作戦を変えて広い場所への移動と分散管理のほうが良かったかもしれない。もちろんこれも後付けの論理だが。イベントの中止が相次いでいるが、「コロナ倒産」などとならないことを願っている。

　前号では 1891 年に日本における診療所と病院の区別がベッド数で決められたこと、これは機能をもとにした区分けではないので必然的に両者の競合関係が起こることを述べた。世界的

には、診療所は外来治療の場に徹し、治療は診療所の医師が主治医として病院の場を借りて行う。患者は医師に治療代を、病院に入院代を支払う。これが欧米のやり方で、すっきりしている。日本では診療所も病院もベッドを持ち、どちらも外来も入院治療も行う。つまり入院機能と外来機能が明確に分けられないまま、今日に至っているのである。

外来はプライマリーケアと専門科という機能が混在し、入院は急性期と亜急性期以降がまた混在している。それぞれが完結型に近く分業体制をとっていないため、レベルは上がらず、かつ非効率である。日本のヘルスケア産業の生産性が米国の6割程度と低いのも、この機能分化が不十分なことも一因であろう。スポーツで言えば十種競技と100m走とマラソンをひとりでやるようなもので、どの競技でも一流になれない。

外来はひとまず置いておいて、まず入院の機能分化から考えてみよう。入院の機能は病期による。かつて在院日数が世界最長であった1980年代の病棟の姿はまさに急慢混在で、急性腎盂腎炎でうなっている患者のそばで、糖尿病性腎症の患者が2週間の食事指導プログラムをゆっくりとやっていた。1990年の厚生白書によれば胆石手術の平均在院日数は37.9日で、自分の記憶から言ってもゆっくり長く時間をかけていわゆる急性期の治療をやっていた。やっている当人たちも病気の急性期は知っていても病棟機能が急性期であることを知らない。すべて一般病棟のカテゴリーのなかにいた。2000年の第4次医療法改正で初めて一般病棟が短期と長期に区分けされ、その頃から機能分化の議論が始まったと言ってよい。それまでは一般病棟と言うカテゴリーの中に長短混在していたわけで、医療システムづくりと言う点では諸外国に比してもかなり遅いと言えよ

う。

　病床が病期によって区別されたのは2013年からで、高度急性期、急性期、回復期、慢性期とされた。病期は医学的には通常、急性、亜急性、慢性と分けられる。病期は疾病のステージであり、治る治らないの話ではない。そういった意味で回復期は名称として違和感がある。Acute-subacute-chronic と言う英語と対になるが、回復期病棟は必ずしも recovery phase を意味しない。海外に説明するときはどういう英訳で行っているのだろう。日本語が腑に落ちないときは英訳を尋ねてみるとよい。名は体を表すが、何かの意図で捻じ曲げられこれが「公用語」となるのが怖い。余談であるが NHK で戦災孤児を「駅の子」と呼んでいたことをジャーナリストの立花隆が文芸春秋で鋭く批判していた。確かに戦災孤児は war orphan で、駅の子では何のこっちゃとなる。

　諸外国で急性期を高度とそれ以外の二つに分けている国はあまり知らない。急性期の重症例が高度となるので、これを分ける意味はないと思われる。おそらく過渡的な措置だろう。急性期は重装備、資源集中の世界だが今後は高齢化と疾病構造の変化から亜急性期以降の需要が伸びるだろうと予測される。亜急性期は現行の回復期リハや地域包括ケアなどが含まれ、在宅や慢性期、介護医療院へのつなぎとなる。今後、急性期と慢性期の連携の上で核となる病床区分であり、地域に根差した福祉も含めたネットワークづくりが求められる。地域医療構想の重要部分はここだと思うが、実際には病床の数だけが論じられ、地域包括ケアの視点はほとんど視野の外である。厚生労働省としては地域の実情がそれぞれ異なるから、地域に任せると言っているが、自分の見る限り、行政や調整会議にグランドデザイン

を描く能力はない。これは構想区域の設定の時点でも同様で、地域に任せても既得権争いに終始するか、何も変えない選択となる。地域に任せるなら、具体的なフレームワークは厚労省が主体的に作るべきで、その枠内で地域の実情に合わせるべきであろう。現状を見る限り 2025 年までの体制作りはそうした意味で絶望的に思える。

　もう少し早く取り組んでおけば、適切に自動的にそして納得できる形で機能分化ができた可能性がある。DPC が始まり、共通のデータがとれる環境になり、質に関するデータいわゆるアウトカムデータが診療報酬に反映されるという話で、国立病院機構や済生会、日病などが検証作業を行った。結局これは実現していない。質が高いところに高い診療報酬を保証すると、皆それを目指して努力をする。outcome/cost が上がればより価値のある医療が提供されることになる。つまり自動的に、患者にとっても保険者にとっても財務省にとっても医療者にとっても善が達成されることとなる。もちろん、全体がその方向で動くと当然ついていけないところが出て、自然に淘汰される。現在は質が高くても低くてもほぼ同じ診療報酬であり、治療成績をあげようというインセンティブも働かない。平等は自動的に達成されるかもしれないが、善は達成しそうにない。

　＊　うまい饅頭屋が残り、まずい饅頭屋が閉店する。人口が減少すればこれは加速する。当然の原則だが日本の医療では、全員小粒に縮小しながら非効率に生き延びようとしているように見える。

社会医療ニュース Vol.45　No.531　2019 年 10 月 15 日

　現代社会では医療はすべての人に等しく必要であり、年金と共に社会保障の一翼を形成する重要な社会インフラと言える。医学の進歩は良いことで、すべての人に行き渡ることは望ましいが、医療内容が複雑化、高額化し、個人の負担と社会全体で支える領域の区別がわかりにくい。わが国ではとくにこの領域の明確化議論が放置されたままで財務事情が悪化しつつあり持続可能性が大きな問題となる。我々の乗る列車は楽観論と悲観論と無関心を乗せ、最後尾に連結された膨大な債務を積んだガソリンタンクとともに猛スピードで霧の中に突っ込んでいるようだ。まず議論の前に公と民の考え方を整理しておこう。

　医療が社会共通資本なら本来、すべてが公かつ非営利というのが原則だ。事実多くの先進国では、社会保障の一環としての医療は非営利の公立医療機関を主体として運営されている。NHS（National Health System）のいわゆる private hospital の定義では「その診療報酬が自費と民間保険による給付」で運営される医療機関とされている。我が国でも国民皆保険が始まる 1958 年以前、民間医療機関は殆どが自費だったので医師の収入は極めて不安定だった。上記の定義に沿うと日本では美容整形や一部の歯科診療、民間医療を除くと private いわゆる「民」と言える医療機関はない。明治以前はライセンスもなく、当然のことながら質の保証すらなかった。公立はその成り立ちから

税や公債と言った完全な公の資金に依っており、もちろん赤字でも税で補填される。一方公的は税の免除は受けているが、それに見合った社会活動や貢献を求められており、それによって赤字が発生しても公的資金から補填されることはない。

　診療報酬が公的なお金すなわち、税と公的保険で支払われていることを考えるとわが国では公立、公的、民の違いはあまりなく、公的資金の投入度合いや私的資金の投入度合いによって、公である度合いあるいは民である度合いに差が出る程度である。「民でできること」という議論がよく出てくるが、そもそも民でできないことは一切ない。歴史を紐解くと警察でも軍でも消防でも教育でも原型をたどれば民から出発しており、これを広域にオーソライズし、組織化し社会的必要度に応じて公的資金が投入されてきた。したがって極論を言えばすべて「民でできる」ので「公」は一切不要と言うことになる。それではすべて民でよいのかというとそうではない。軍や警察が民であれば私兵どうしの争いは絶えないだろうし、消防が民ならお金が払えない家は消火しないかもしれない。

　医療において完全な「民」と言えるのは収入も資本も私的な出どころとなり、前述のように日本ではほとんどない。海外に行くと民間医療機関は公より立派で、待ち時間は少なく医療レベルも高い。代わりに原則、公的保険が利かないので請求される医療費がばか高くなる。私見であるが医療技術に自信があれば自費と民間保険だけでやる医療機関が出現しても良いのではと思っている。民の良いところは自由診療だけに自由度が高く、新しい医療に挑戦できるところだ。ところが日本ではほとんどが公的収入源であり、自費部分でさえ公定価格ゆえに民でも自由度に欠け、むしろ保守的でさえある。あまり工夫や努

力をしなくても政治力によって診療報酬制度をコントロールすることで、安定的な収入を確保できた。しかも保険者の力はあまりにも弱く医療の価格形成にはほとんど有効に機能していない。望ましい医療体制はいかにあるべきだろうか。「民でできることを公がやるな」という主張は民の定義の曖昧さや公との線引きの困難さを考えると、無理があるし乱暴な議論に思える。現実の医療を患者の立場に立ってみると、公だろうが民だろうが支払いに差がなければ気にはしない。むしろ質が高いとか親切で分かりやすいとか、説明が丁寧だとかそういった基準で医療機関を選択している。従ってすべて民でやれとか公がやるなといった論調は供給者サイドでは理解されても患者サイドではほとんど無意味であろう。こうした議論で質の高い公が排除され、質の低い民が残るほうが地域にとっては害が大きい。

　ある県の担当者と民と公の区別を議論していると極めてわかりやすい解説をしてくれた。要するに「儲けるところは民で、儲けないところは公でやれ」という極めて単純で乱暴な説明だ。そして「要するに小さな政府ですよ」と付け加えた。おかしな議論だ。政府の歳出を少なくすると言う意味で支払いも自費と民間保険であれば「小さな政府」であろうが、支払いが公金なら相変わらず大きな政府だ。民でも公でもよいが質の高いところが生き残らないと結局、悪貨が良貨を駆逐することになりかねない。地域医療構想の会議では単純な民、公の議論に終始し地域住民のためになる質の高い医療と言う視点では残念ながらほとんど語られていない。

　医療提供体制の議論に医療を受ける側の住民を加えないと、大きな間違いをおかすだろう。儲ける儲けないとか民業圧迫などの話ではなく、人口減高齢社会での医療・介護・福祉など生

活基盤全体の議論が必要なのだ。これからの社会では医療単独の議論ではなく介護や福祉を含めた生活全般の支援を同時に語るべきだ。ばらばらに対応していては全体像も見えないし非効率で、限られた資源の有効活用にはつながらない。次世代に伝えるべき医療提供体制は地域全体の包括的生活支援であるべきだ。個々の医療者が個別利益を追い求めるのではなく、組織的に動ける公と自由度が高く迅速決定ができる民とが協力して地域全体でネットワークを作り、地域住民に安心感を与える体制が必要だ。急病ならこの病院に運ばれて治療を受け、リハビリはこの病院にお世話になり、在宅になったらこの診療所のお世話になりと言った連続的なイメージが素人でも描けるような地域包括ケアシステムが求められる。それは単純な病床の多寡ではなく、柔軟に機能分担ができる体制だ。医療介護福祉に質の評価と効率性を求めれば自然に整理されていくし、それを主体的にジャッジするのは地域住民であろう。

＊　医療は社会共通資本と言う考え方には賛成だ。とすれば基本的に社会全体で共有し維持発展させるべきものだろう。日本では私費や民間保険による純粋な私的病院は存在しないことを考えると、資本の最終的な帰属は公と言うことになろう。

5. 未来への提言
—次世代に残すべき地球環境 何をなすべきか—

社会医療ニュース Vol.45　No.532　2019 年 11 月 15 日

　未来への提言は当然、次世代以降のためと言うことになる。残された投稿の回数は 2 回しかないので、優先順序を考えると医療問題以上に環境問題が重要と考えた。社会医療ニュースではあるけれども、人類の生存がなければ医療問題もないし、そもそも悩みすらない。過去 20 億年かけて蓄積された化石燃料を産業革命以来の 200 年間で燃やし炭素を放出し続け、1980 年代から大気中の二酸化炭素濃度（以下 CO2）は上昇し、現在までに 1975 年に比し 40％以上の急上昇を見た。当然放出されたエネルギーは温暖化に拍車をかけ、平均気温の上昇、海水温の上昇とともに巨大な台風や激しい降雨の原因となっている。この傾向は当面収まる気配がないので、気温は上昇し続けるだろう。来年の夏はもっと暑く、台風はさらに強くなるし、被害はいっそう拡大するだろう。かつて地球も CO2 だけの世界があったが、気温が高いだけでなく、風速 200 m /sec 級の暴風が吹き荒れていた。

　こうした状況は 2000 年のアメリカ大統領選でジョージ W ブッシュに僅差で敗れたアル・ゴアの「不都合な真実」でも予測されていた。この大統領選挙の結末は、その後の世界に大きな影響を与えることとなった。温暖化という人類共通の課題に、積極的に取り組むか取り組まないかの分水嶺となったという意味でこの選挙は歴史に残る大統領選だった。もし、この時

にゴアが大統領になっておれば、アメリカと世界の環境政策は大きく変わっていただろう。残念なことに、環境無視・破壊派のトランプでは、温暖化はますます加速する。自分の乗っている木の枝を自分で切っているようなものだ。

科学的に正しくても政治的に受け入れられるとは限らない。脱炭素社会を目指すべきとわかっていても、様々な理屈を述べて先送りにしてきたのが現実だ。これに対しスウェーデンの高校生、グレタ・トゥンベリさんが先般の国連で大嘘つきの大人達を前に怒りの演説を行った。アマゾンの森林火災、グリーンランドの氷床の消失、深層海流の温度上昇など不気味な兆候は文明崩壊の始まりである。ジャレド・ダイアモンドの「文明崩壊」を読むと、気候変動が過去の文明崩壊の大きな要因だったが、局所的・限定的だった。しかし今度は明らかに異なる。しかも加速度的に CO_2 が増え、気温が上昇している。地球の平均気温が 15.0 度 C から 1.5 度上昇すると、永久凍土のメタンハイドレートが溶け出し、ますます温暖化を加速しノーリターンとなる。2100 年と予測されていた 1.5 度の上昇が現状では 10年以内に来ると言われている。今世紀中に 5.4 度上昇するという予測もあり、グリーンランドの氷床が消失すると海面水位が現在より 6 メートル上昇するとも予測されている。

ルメルトの良い戦略、悪い戦略（日経 BP）でも言われているように、重要問題に取り組まないのは最大の戦略ミスだ。本気で取り組まないとまさに命取りになりかねない。もはや CO_2 による温暖化を否定することはできない。未来のために、今すぐ行動を起こさなければならない。

では何をやるべきか。政府も 2050 年までに温室効果ガス80％削減を掲げた。自然エネルギーへの転換やエネルギー効率

向上、省エネなど様々あるが、長期計画などと言っている暇はない。直ちに実行できるものはすぐやるべきだ。日本では1世帯当たり4.5トン/年のCO2を排出している。これを半減するような策が欲しい。家庭からの炭素放出削減は個人の努力でできることも多い。人が一人呼吸するだけで年間約360 kgのCO2が排出される。これを吸収するには20 cm径の杉が5本必要だ。だから子供が一人生まれたら5本の植樹が必要だ。特に20—30年生の樹木のCO2吸収量が多いので、ある程度の老木を切って木製品をつくり炭素を固定化することがお勧めだ。陶器より木の器のほうが環境にやさしい。

　植林、節電、節水、節食、断熱材の使用、自然エネルギーの使用、プラスチックの削減と再生、木製品による炭素の固定化、電気自動車や公共交通の利用、とにかく化石燃料を減らすことに集中することである。とくに化石燃料を燃やす産業に対して炭素税を強化する、環境保護の企業に減税や投資を促すなど様々な施策がある。世界のCO2発生量は年間338億トン、自然界の吸収量は180億トンで差し引き158億トン吸収するには158億トン/2.4トン（1 haあたりの年間CO2吸収量）=65.8億ha森林が余分にいる。現在の世界の森林面積の1.6倍必要と言うことである。

　私が熊本市から田舎に引っ越した理由はすこしでもエコ活動を行うためである。電力の平均CO2排出量360g/kwhから太陽光発電のCO2排出量30g/kwを引くと約330g/kwhの排出抑制が可能だ。我が家に設置した4.2kwhの太陽光発電では年間発電量が5,000kw/yで年間1,638kgのCO2削減となる。冬は薪ストーブをやっているのでやっと一世帯分のCO2を削減している程度だ。もちろんこれは化石燃料を燃やすわけではないのでCO2を

増やすわけではない。これだけ頑張ってもこの程度かとも思うが、30年かけて育った木が100本近くあるので約20人分の呼気からのCO2吸収し、O2を産生していると思うと若干の貢献感もある。

　政治が変わらなければこの現実を変えることはできない。と言うことは我々が政治を動かす以外にない。現実問題は様々あるが優先課題である環境問題をone issueつまり最重要課題として、ほとんどの資源をここに集中させることだ。現在、提案されている策は抜本的でないか、まだ開発されてない遠い未来の技術を想定した効果が薄くかつ、のんびりしたやり方だ。家が燃え始めているのに消火の方法論を延々と議論している。われわれはすぐに声を上げ、行動すべきだ。政治的にも個人的にも。日本は先進国で唯一、環境政党を持たない国と言われている。出でよ、環境政党。我々の責務は次世代に住みやすい環境を残すことだ。このままではスウェーデンの高校生に言われるまでもなく、確実に次世代への裏切りになるだろう。

＊　2022年2月24日、ロシアがウクライナへ侵攻した。日本もロシアからのエネルギー供給に依っており、制裁によって影響を受けるだろう。これも戦費の一部として負担すればよい。こうしたこともあり、3月は節電を徹底し、前年同月比33%減とした。苗木を20本ほど植え、薪を3年分ストックした。効率の良いバッテリーが開発されればエネルギー的独立も夢ではなさそうだ。

6. 未来への提言 －少子化への抜本的対策 ザ・サード－

社会医療ニュース Vol.45　No.533　2019 年 12 月 15 日

　世界的な課題が環境問題とすればわが国の最優先課題は少子化に尽きる。今、抱えるほとんどの問題は少子化に由来し、さらに将来不安を増大させる不都合だが確実な真実だ。

　先日、小生の古希を皆で祝ってくれたが 70 歳はもはや「古来、稀」とは言えない。団塊世代なので 250 万人近くが古希を迎える。ありふれた話である。2018 年の出生数が 90 万人でこのうち第三子以降の出生は推定 15 万人なので、第三子の出生は古希にくらべると極めて稀で、むしろこちらを盛大に祝うほうがふさわしい。

　2013 年の出生数が 103 万人なので 5 年間で 10 万人以上減り、予想より早いペースである。このままいくと 2050 年には日本の人口は 8,000 万人台となり高齢化率は 40％でいよいよ働き手どころか日本人そのものの消滅が見えてくる。現代日本の抱える根本的な問題は少子化であり、根本的な問題には抜本的な解決策が求められる。幼保無償化など生まれた後の問題だ。問題の本質は生まれないことにある、要するに次の世代を作れないところにある。そういった意味で今までの少子化対策はすべて無策とは言わないが弥縫策、その場しのぎに過ぎない。

　荒唐無稽の誹りをあえて恐れず、抜本的かつ永続的、かつ絶対勝つ方法を提言したい。もちろん覚悟と金が要るが。現在の出生の割合は第一子が 47％、第二子 37％、第二子以降 16％で

ある。第二子まで生んだ母親が第三子を持ちたいという希望は現状でも比較的高いが、その80％が経済的理由で産むことができない。第三子を持つことは健全な人間関係を学ぶという意味で家庭という最小社会にも必要だ。仮に第二子を出産後、あきらめていた3分の1が希望通り第三子を出産すれば出生数10万人程度の増となる。

　安心して産み育てるには年間100万円給付し、高校卒業までの18年間を保証する。100万円の給付で年間10万人増やす計画である。現在、第三子以降の出生は15万人なので合わせて10万＋15万で25万人すべてに18年にわたって給付する。私が知人の女性に尋ねると年間100万円給付し18年間保証するというとほとんどの方が第三子を持ちたいと言われる。25万人に100万円給付すると年間2,500億円となる。年間50万円程度では不安が大きい。つまり、少子化対策を小出しにして小さな工夫を散発的に続けていては抜本的解決にはつながらない。重要問題に取り組まないのは決定的な戦略ミスだ。給付のやり方と金額はそれぞれの年代に合わせて柔軟に変えても良い。さらに給付が子育てにしか使えないように教育費、光熱費、食料費、被服費などに使い道を限定する。これはカード「ザ・サード」を発行して管理すればよい。不正使用はすべてチェックできるだろう。

　この計画に財源はどうするんだという怒りや叱責にも似た意見が予想される。まずはこの少子化は「長期的国難」であることを冷静に自覚してもらうことだ。国難に処するには思い切った手、すなわち子育てに資源を集中することだ。年間2,500億円を毎年積み上げると単純に計算し最大で年間4.5兆円必要だ。GDP 546兆円の0.04—0.8％、国家予算の0.25—4.5％を使い、

子供が毎年 10 万人増え、希望にあふれた明るい将来が見えるなら、多少の我慢をしてでもつぎ込む価値はあると思うがいかがだろうか。

　お金の心配は多いだろうが、次のような日本人のお金の使い方も一度考えていただきたい。ちなみにこれから毎年 130—160 万人亡くなるが、葬儀費用は一人平均 200 万円（世界平均は 30—40 万円）で総額 2.6—3.2 兆円となる。加えて 90 歳以上になると毎年の介護費用平均 155 万円で、医療費 111 万円で総費用は年間 6.8 兆円である。さらに福島原発の総対応費用は 81 兆円、パチンコの年間売り上げが 15.8 兆円、たばこ 2.9 兆円、休眠口座年間 800 億円、リニア 9 兆円、オリンピック 3 兆円、軍事費 4.7 兆円、企業の内部留保 500 兆円・・・・。1,000 兆円を超える借金を次世代につけ回すのではなく、次の世代のために少しぐらいつぎ込んでも良いのではないだろうか。

　第三子以降に年間 100 万円を保証するということのもう一つの意味はミニマムインカムの保証である。今後 ICT や IoT、AI、ロボットなどが普及すると単純労働は減っていく。そこから得られる利益はこれらを所有する一部の資本家に偏り、貧富の差が拡大し社会不安にもなる。だが、資本家にとっても将来の消費者が減るのは困るだろう。新たな富の再分配としてのミニマムインカムを第三子から始める意義は大きい。さらにこうした給付はタンス預金ではなく基本的に消費に回り、経済活動を活発化させ、またその 10％は消費税としても政府に還元される。

　このプランはできるだけ早く始めなければ、つるべ落としのような人口減を緩やかにすることは難しくなる。遅れれば遅れるほど財政的にも困難さは増し、もはや手遅れとなる。手遅れにならないうちにできるだけ早く始めることだ。18 年後には

この世代が納税者となり好循環が期待できる。何より社会は明るくなり、やる気も出てくるだろう。子供を産みたくても産めない社会は健全ではない。団塊世代は毎年 200 万人以上が生まれた。戦争と言う社会要因のために人口構造が激変し、その後の社会にも良い意味でも悪い意味でも大きな変動をもたらした。提案したプランでも年間 10 万人増なので、18 年間続けてもやっと 180 万人増となり団塊 1 年分にも及ばない。だが時間稼ぎではあっても社会構造の激変を緩和することができる。

　もしこうしたプランが実行されないなら人口増で困っている国は多いので、本格的に移民を受け入れるという選択しかない。そのいずれも選択しなければ生き残るチャンスはない。今だったらできる理由は、一定の人口規模と経済規模があるからだ。事業を成功させるには選択と集中と持続しかない。

　これを書いている時に岡田氏から本紙継続の朗報があった。喜ばしいことである。ただ、今回は一応の区切りとして少子化対策について私見を述べた。

＊　日本の少子化は歯止めがかからず、COVID-19 のために出生率はさらに低下した。少子化対策の失敗は明らかだ。社会の安定のためにも出生率の回復は急務だ。それにしても問題意識が低い。目標値を定め、具体的な対策を打つべきだ。場当たり的な選挙目当てのバラマキをするぐらいなら、第三子に給付を行うべきだ。それほど費用はかからず、かつ必ず勝つ賭けだ。

7. 日本の凋落とその原因
―ガバナンス敗戦―

社会医療ニュース Vol. 47　No. 557　2021 年 12 月 15 日

　本紙「医療の沸騰点」を担当して 6 年となる。岡田氏から熊本地震を機に執筆を依頼され書き始めたが、期待通り沸騰させたかどうかはおぼつかない。長く書き続けるのも良いが、ある年限で交代して新味を出すのも重要だろう。選手交代と言う新陳代謝は何よりすべての組織に求められる。長年、駄文にお付き合いいただいた読者に感謝！と言うことでこの欄の執筆も残り 4 回となりそろそろまとめに移りたい。

　日本人の平均賃金は 1991 年 447 万円、2020 年 433 万円と先進他国が 2 倍近い伸びを示したのを見ると明らかに凋落と言えよう。この間の政治の責任は大きくこの点数では落第だ。もちろん海外との比較がなければ給与水準は現状維持と映るが、「現状維持でどこが悪い」という言い訳もさすがに無理があろう。この凋落のメカニズムを詳細に分析することで次に何をすべきかが見えてくると思う。

　かつて半導体や太陽光発電、地熱発電、リチウム電池などで先進的であった日本も、安い労働力を求めこうした将来性のある成長分野を次々と海外に出し、物作りの基盤と稼ぐ力を失った。安全保障においてもこうした分野は重要だったが、時の権力者は海外から調達すればよい位に考えていたのだろう。代わりに「美しい日本」という観光立国をめざした。観光は生活には必須ではなく、水もので浮き沈みも大きく、安定収入になら

ない。塩野七生女史がベネチアを博物館国家と称したように先人の遺産のみが収入源では心細い。やはり物作りを中心とした科学立国を維持すべきだろうと思う。

今、EVをめぐって熾烈なレースが始まった。この分野でも先進的だったはずだが、中国勢や欧州に一気に差をつけられている。日本が得意とする、また稼ぐ元であった産業がすたれていくのは国力の低下につながる。次に待っているのがデジタル敗戦で、情報社会での敗戦は致命的に見える。医療分野でも今回のCOVID-19対応をめぐり、データ収集と解析が遅れ、結果的に経済回復が諸外国に比べ遅れることとなった。マイナンバーの普及は必須なのだが、お金をかけた割には進んでいない。義務化する以外にないだろう。

「日本はなぜ敗れるのか」は山本七平の著作のタイトルであるが、国の大きな方針を決めるべき政治中枢が機能せず、適切な意思決定が行われずに敗れ去る日本の姿が描かれている。日清、日露の戦争で勝利した気分になった軍部は、第一次世界大戦以降、戦争の形態が国民すべてを巻き込む総力戦となったという認識に欠け、戦争を「事業」とし拡大に突き進み破綻する。戦後の日本は高度成長と言う一時的成功に酔いしれ、次の投資を怠りバブルではじけた。歴史的に同じ様なことが繰り返されていると思わざるを得ない。病院でもそうだが経営が良い時にはこのまま続けようという気になるが、ここにすでに凋落の伏線がある。良い時に次の戦略を考えて計画的な投資をすべきなのだが、パーティーの最中には気づかない。企業も国家も冷徹な戦略が常に必要でパーティーの最中でも醒めたリーダーが必要だ。

変われない原因は何だろうか。既存の組織は生物と同様にす

べて腐っていく。細胞も入れ替わらなければ死ぬだけだ。とくにトップに改革の意志や先見性がなければ組織は勢いを失う。改革意欲の源泉はいかに問題意識や課題意識をもつかにあり、常に現状で良いのかを問い続け、解決を模索するのがトップのあるべき姿だろう。トップが高齢化し保守的になり過剰な自信をもつと、組織も硬直化する。新しい技術や社会の変化に対応できなくなるからだ。とくにガバナンスは組織や社会の健全性を保持するうえで重要だが、未だ日本では理解が浅い。若く、国際感覚もあるリーダーに変わらなければ各種国際ランキングは低下し続けるだろう。一時的に良い時があっても次の展開ができない、世界の潮流を読めないなどはリーダーの資質と組織に問題があり、最終的にはやはりガバナンスに帰着する。

　ガバナンスを学ぶという意味で最適の教材が日大である。最近は病院建築をめぐる横領疑惑が明るみに出た。以前も日大アメフトの悪質タックル事件を題材にガバナンスの在り方を述べたが、今でも依然として変われない体質を持ち続けている組織が多く、教育機関だけでなく病院も企業も行政もそれぞれがガバナンスを問われている。まだ、全貌が明らかになったわけではないが、理事長の任期や権力の集中、外部監視や情報公開の在り方、意見の具申ができない恐怖支配の風土など、どれもこれも反教材の典型で学びの余地が十分にある。さらにこうした組織が学校法人として存在でき、多額の私学助成金を受け取ってきたことなど、監督官庁の文科省の責任も大きい。権力で金を集め、金で権力を増大し、権力でルールを変えて異論を封じ込め恐怖による支配体制を作る。やはり権力と権限の違いの明確化や任期の重要性、相互牽制や権限の分割、権限の明文化などにおいて、日大にはガバナンスの体制が全くなく、実態はや

くざ組織による疑似ガバナンスだろう。

　今やガバナンス不全と劣化は日本社会全体に見られる。適切な選手交代は重要なのだが、おおもとの政治体制も一部の世襲議員によって支配され、交代によってもたらされる社会のダイナミズムを失わせている。これは特定の誰かの責任と言うより、長期政権というシステムに内在する病理とも言えよう。かつての大英帝国も凋落し、改革によって新しい価値観をもって再生した。日本もここらで大洗濯、グレートリセットの時期だろう。シンガポールの再生はリー・クワンユーから始まった。マレーシアから袖にされた彼は選挙演説でトラックの上から叫んだ。「君たちの孫子がタクシーの運転手のままでいいのか」と。我々は孫子にどういう未来を約束できるのだろうか。日本の社会や様々な組織を長年見てきたが、その健全な発展を見届けるのは楽しい事であるが、逆にその凋落は見るに忍びない。私の現状認識と予測が当たらないことを祈るばかりである。

　＊　楽しい話ではないが日本の凋落を、どの程度の人が実感しているのだろう。バブル期の隆盛はそれ以前の先人の努力のおかげだったと思う。それ以降の低迷はバブル時代の人の先見性と戦略性の無さに起因する。パックスヤポニカは10年で消えた。消えることを前提に教育や研究開発の基盤を作るべきだった。中途半端な成功で浮かれた日本と国家破産を自覚した韓国との差だ。

8. 医療制度の将来
－やはり DRG と登録制、そして教育投資しかない－

社会医療ニュース Vol.47　No.558　2022 年 1 月 15 日

　国民皆保険は「世界に冠たる」と称しているが、その発足当初からボタンの掛け違いがあり、それを修正しないままきたので矛盾が拡大し維持が困難になりつつある。一つ目のかけ違いは皆保険であっても皆医療が保障されてないという矛盾である。保険料を払っていても、患者登録制ではないので医療機関に確実にはかかれない。国が皆保険を課すなら国民に保証すべきは皆医療であった。今回の COVID-19 の第 5 波では患者が急増し、皆保険下にもかかわらず在宅で療養している間に亡くなるという例もあった。また救急患者の入院先を救急隊員や保健所が探し回る光景も、皆保険下では奇異に映る。これが患者登録制であれば、こうした問題は存在しない。解決・責任主体である登録医が明確だからだ。

　皆保険で医療側の収入は殆ど保険と税で支払われることとなり、皆保険以前より安定的に得られるようになった。しかし皆保険で医療側は診療報酬支払の社会的保証を得たが、登録制という仕組みが入らなかったために皆保険らしい医療提供体制ができなかった。登録医の代わりにかかりつけ医が提唱されているが、これも機能や役割が明確でない曖昧な存在である。医者がかかりつけと思えばそうなる程度で、責任の所在は依然として不明確である。診療報酬制度は社会主義的と批判する医師もいるが、その社会主義的制度のおかげで支払いは安定的だ。か

りに社会主義的というのがいやならば保険の枠から外れて私費診療にチャレンジすればよい。個人的にはバランスを取る意味で私費診療の医療機関、つまりプライベートの医療機関（全額私費＋民間保険）があるほうが良いと思っている。そうすると皆保険のありがたみがより強く実感されるだろうし、一方で公と言う保証された立場に安住することも難しくなる。社会主義的であるがゆえに中医協で診療報酬に政治力を発揮して公定価格を左右できるのだから医療サイドにとっては都合の良い仕組みだ。

　DPCと言う制度も当初計画したDRGが困難だったために考え出されたややこしい苦肉の策である。確かにデータがとれるとか病名が把握できるという意味ではDPCの導入の効果は大きかった。ただ、DRG導入の困難さの一因は当時、医療の標準化があまりにも進んでおらず、結果として診療報酬の価格決めができなかったことにある。しかし、DPCが普及して徐々に医療の標準化が進み、そろそろDRGあるいはDRG的な支払制度へ移行すべき時期ではなかろうか。DPCの功績は大きいもののその欠点は一日ごとの支払いがある程度保証されていることである。このことは医療の効率化すなわち、「早く安くきちんと治す」という一般企業では当たり前のことをせず、「ゆっくり高く、何となく治す」になりがちなことである。これでは世界からますます遅れるだろう。患者が早く社会復帰できることでそれだけ生産性は上がり個人の可処分時間も増え、医療者の負担も減る。DPCではお金が支払われるところまで引き延ばし、収入を得ようとする。ただ、これは詳細に分析すると長引けば長引くほど赤字は増える構図なのだが、稼働率ばかりに気を取られ、病床が空いていることを気にしてしまう。もちろん長く入

院すれば一入院あたりの収入は増えるが一日単価は下がり、労働生産性も低下することになる。DRG を導入すれば在院日数は一気に短縮するし、無駄な入院だけでなく無駄な検査や薬剤もなくなり働き方改革にもつながる。

　二つ目の掛け違いは皆保険導入時に収入を公的に保証することとセットで求めるべきは質の保証であったが、この点はいかにも心もとない。いまだに質に対して診療報酬のベネフィットがないので、質を向上させようとかもっと効率よく治療しようというインセンティブは DPC 下では働きにくい。従って在院日数は依然として長く、機能分化も集約も進まず、質の向上に投資してもゲインがないという状況となり、世界の潮流とはますますかけ離れていっている。現状で最も危惧されるのは無駄な医療費をカバーする保険料がますます上がり、若い人への負担増が極限に達し皆保険が崩壊することである。ただでさえ年収が低下している状況で医療費、介護費が増大することは国家財政の上でも危機的である。

　国家財政について文芸春秋 11 月号で矢野康治財務次官が「財務次官、モノ申す『このままでは国家財政は破綻する』という論文を発表していた。読まれた方も多いと思う。もちろん賛否両論あろうが、財務省の立場を冷静に考えると矢野氏の主張は当然の見解と思うのだが、浜田光一氏や高市早苗氏からは国債が国内で消化されている間はデフォルトは起こないと主張している。しかしこれは矢野論文に対する的確な反論にはなっていない。

　国債が国内で売れなくなる状況はそれこそ終末的大変事であるが、それ以前に様々な困難が積みあがる。自国通貨で発行する国債は理論的に破綻しないが、売れなくなった国債をさらに

自国通貨を発行して買い支え続けるとどうなるのか。また、自国通貨の政府から家計への移動なので、妻の金を夫が借りるようなもので家としては問題ないという論もあるが、本質的な問題はお金の使い方にある。夫が教育費に使うならまだしも酒やばくちにつぎ込むようでは家庭も将来はない。バラマキと種まきは違う。意味のないところに税を使うのはバラマキだ。将来の日本のため、換言すれば少子化対策や教育、研究開発などに使うなら種まきになるだろう。単なる消費で景気浮揚のために分配するならバラマキだ。徴税コストをかけて税金を集め、分配費用をかけてばらまくなどはどう考えても選挙目当ての近視眼的愚策だ。こういう政策を繰り返すことで、教育や研究の足腰は弱り、国際競争力は低下し、GDPは下がる。結果、社会保障へ回すお金も乏しくなる。大地震や大気象災害などに緊急財政支出する余裕もなくなるだろう。岸田氏の「人への投資」を信じ期待したい。医療も含め、日本は制度劣化しつつあるのは間違いない。その最たるものはやはり政治だ。

＊　バブルを指摘したのは野口悠紀雄氏だった。今円安が急速に進行している。ウクライナ情勢も影響しているが基本的には日米の金利差だ。ただ、円はドルだけでなくその他の通貨に対しても価値を下げている。基本的には国力の問題なので、長期的には円安が進行するとみている。悪い円安は悪い借金から来る。富が流出しやすく買いたたかれる状況だ。日銀の緩和政策は限界だと思う。

社会医療ニュース Vol. 47　No. 559　2022 年 2 月 15 日

　COVID-19 のデルタ株の感染はオミクロン株にほとんど入れ替わりつつある。重症例が少なく無症状も多いというデータから見ると弱毒化は間違いないだろう。ただ、感染者（PCR 検査陽性者）の数は倍々で増加していることをみると感染力は相当強い。COVID-19 の病態が変わりつつあるのだから、防疫体制つまり戦術も変更すべきだろう。人流抑制やクラスターつぶし、会食制限、無症状者の検査、濃厚接触者の探索などはここまでくると効果がなさそうだ。ワクチン 3 回目の接種が早く進めば何とか制御できそうだが、その前に感染拡大が進むかもしれない。いずれにしろ抗体保持者が 5 — 6 割を超えると急速に患者数が減ると予測している。そして最終的にはインフルエンザと変わらなくなるだろう。いつになるかはわからないが。

　COVID-19 の影響もあって出生率がさらに低下しつつある。2021 年の出生数は 80.5 万人と予測より低下し、少子化がもたらす社会的影響がより早く出てくると思う。「日本の将来人口推計」（平成 29 年推計）によると出生数が 80 万人を割るのは 2033 年という予測だったが、減少のスピードを考えると出生数が 80 万人を割るのは本年つまり 2022 年中で、予測より 12 年も早く、もはや時間はない。合計特殊出生率も 1.36(2019)、1.34(2020)　で減少率を考えると 2021 年は 1.3 前後と予測される。多くの政府基幹統計の人口予測は特殊出生率 1.35 で算出

されているので、これも修正が必要となろう。さすがに人口予測には誤りはないと信じるが。

　この恐るべき人口減の加速は医療制度も含め社会全体の維持が困難になることを示している。予測されていたからこそ、現在まで市町村合併や地域医療構想などの議論が進められてきたが、そのキーワードは集約である。市町村を集約して行政効率を上げ、限られた財源を有効に使おうという計画で、一定の効果を上げたが、貧乏自治体同士の弱者連合ができ、効率化が図られないと面積が広くなっただけでもたれあい的に負担が増し行政サービスの水準が下がる。一方で裕福な自治体、例えば大企業の工場があるとか、もともと所得の高い層が住んでいたところなどは自力でやっていけるので、わざわざ貧しい自治体と親戚になるのを嫌がる。ここで格差が生まれる。

　先日の総務省の発表によると人口減少率などから「過疎地域」に指定される自治体が、全国の市町村の半分を超えたとのことで、熊本県でも市町村の62%がすでに過疎地となっている。今回、全過疎地に指定されたのは人吉市で2020年7月の大水害がとどめを刺すように過疎地認定となった。過疎自治体が5割を超えるのは1970年の指定制度開始以降初めてというが、地方創生策は効果がなかったということになる。効果的でなければこれも作戦を変えるべきだろう。政府が返済の7割負担で自治体を支援する過疎対策事業債（過疎債）の費用として、総務省は2022年度当初予算案に前年度比200億円増の5,200億円が計上され、2012年度の2,900億円から約1.8倍に増えている。財務省によると、地方の債務残高は2021年度末時点で約193兆円に上る見込みで、過疎化が財政悪化の要因ともなっている（全国過疎地域連盟）。

集約のキーワードは自治体病院でも同じで一戸氏が本紙に書いているように財政の弱いところが公立病院を維持するのは極めて大変だ。もちろん一戸氏のようなやる気と見識のあるリーダーがマネージすると回善する例もあるだろう。ただ、それでも人口が減っていく、それもドラスティックに減っていく地域では更なる集約と効率化を図らなければ医療の維持は厳しい。ただここで集約して新病院を建てるといった安易な方法ではますます赤字を増やすだけとなる。新病院を建てると患者も増え、スタッフも集まりやすいというのはもはや幻想だ。給与を上げても人が集まらないのは、すでに若い人も年寄りも減りつつあるからである。

　人口ほどインパクトのあるものはないのだが、昔から人口過剰で混雑体験や食糧難を経験した人にはあまり深刻に捉えられてないようだ。鶴見俊輔の対談集 10 巻「国家とはなんだろう」に司馬遼太郎との人口談議が出てくるので引用してみた。双方とも同じような認識で「今の日本は人が多すぎる。今（1979年当時）の半分ぐらい 5,000 万人ぐらいでちょうど良いのではないか」と文壇の双璧が無邪気に述べている。のんきな時代でもあった。先進国では急激な人口減、出生率の低下が持続可能性の最大のリスクになりつつあるのだが、当時はほとんどの人がまだ人口過剰の意識が強く、人口減への対策はなかったようにみえる。

　過疎が進むと何が起こるかは容易に予想できる。人が減る→経済力が弱る→雇用が減る→人口減の加速というサイクルが回り最終的には消滅となる。急に出生率が跳ね上がるとか大工場が近くにできるとかは期待しないほうがよい。そういう稀なことがあれば極めてラッキーと言わざるを得ない。前提として人

口は減る。今までのやり方では無理だ。縮小する社会での機能維持は共同、協力、連携が重要だ。今後、多くの過疎地で病院は撤退戦を戦うことになる。撤退は進軍より難しいが、誰かが責任をもってやらなければ次の世代が困る。

　日本では多くの地域が一人生まれて二人死ぬという状況で、頼みになる戦力も戦費も乏しくなりつつある。縮小する社会に好んで資本投下する人はいないが、医療が急に不要になるわけではない。維持しながら縮小させる戦はむずかしい。唯一新しいテクノロジーを導入して新しい体制を作り、新しい医療形態、体制を作ることによってのみこの撤退戦は戦えるだろう。既成の概念から離れた思い切った改革プランを在野から募集したらどうだろうか。しがらみから逃れられず、なにも変えたくない官ではなく、利潤だけを求める民でもない医療人材が、特区を作って新たな発想を実現させるのも面白い。残された時間は少ない。思い切った手段でトライさせてみることだ。

＊　バブル以降の世代は基本的に賃金上昇を経験していない。人口が減っても経済規模がある程度維持できれば、賃金はあがるはずだ。経済が縮小するのは新たなイノベーションを起こせなくなったからだ。イノベーションは自由な発想と自由な時間、奇抜なアイデアを許容する社会、それを実体化するリスクの取れる投資家が必要だが、今はどれも欠けている。官も産も教育もガチガチだ。多少危なげな一癖ある人材のほうが活気のある面白い世界を作るのではないか。「車の事故を減らす最も良い方法は車に乗らないことだ」といった人が増えている。

10. 社会と医療の在り方 ―集約・富国・教育―

社会医療ニュース Vol.47　No.560　2022 年 3 月 15 日

　オミクロン株も新規発生患者が少しずつ減り始め、北京冬季オリンピックも閉幕したが、もっぱらの関心事はウクライナ情勢で、まさに固唾を飲んでニュースを見ていた。情勢は刻々変化し、2 月 24 日ついに侵攻を始めた。2014 年のジョージア侵攻と同じパターンで進みつつある。偽旗作戦、フェイクプロパガンダ、軍事演習、サイバーアタック、自国民救出の演出そして侵攻。わかっているのにとめられないもどかしさ。GDP が日本の 3 分の 1 というロシアは強兵であるが富国ではない。つまり外交交渉に使えるのは殆ど軍事だけということになる。国連常任理事国ともあろう国が聞いてあきれる所業だ。

　医療も経済力に負うところが大きく、日本でも今後 GDP が低下していくならば医療水準や保険の給付水準も下げざるを得ないだろう。やはり富国はこの点でも重要だ。医療体制の脆弱性が指摘される中で、地域医療構想で目指す集約や再編が進まないことを日経新聞（2/24）が論述していた。多い病床数、少ない医療スタッフ、機能未分化など従前から言われてきたことだが、遅々として改善しない。その原因を考えると厚労省として明確な方向性を打ち出していないことが考えられる。病床の機能やパフォーマンスについて数字を示すところまでは良いが、どういう方向性で再編するのかの具体的な方向と、さらに進め方・目標も含め明確にすべき時期だろう。地域任せにしては進

まない。なぜならその地域に歴史的に根付いた体制（既得権者あるいは多額献金者と言っても良い）が強固なため、そもそも改革や変化は権益の喪失と受け止められているからだ。「地域の実情を踏まえて」は一見、地域の自主性を尊重しているように見えるが、『実情』は丸投げを意味する。丸投げすればするほど原理原則から離れて地域医療構想の目的からずれ、既得権者の意向が反映されやすい。結論から言えば会議体の枠組みを変えない限り今の地域医療構想調整会議は目標通り機能しない。むしろ不要に思える。

　さて、富国の原点は研究開発力にあり、そのさらに原点は教育にある。小生は団塊世代だったので小学校や中学校は一クラス50人以上いて教室の後ろの壁まで机と椅子が、ところ狭しと並んでいた。現在議論されているのは40人学級から35人への編制で、それでも国際水準の25人以下には見劣りする。古い話で恐縮だが1986年当時、娘が通っていたミシガンの小学校では一クラス15人程度で教員に交じってボランティアなども多くいた。なるほどこれ位なら個別性に応じた教育ができ、塾に行く必要もないと感じた。バブルのころ確かに金はあった。しかし使い道は教育や研究などの将来投資ではなく、投機や派手な振る舞いに流れた。品の無い使い方であったと思う。私は公的教育投資に使うべきだと熊本の新聞に書いたのだが、あまり議論にもならなかったようだ。その頃、視察名目でアメリカに来た地元の町会議員が「アメリカもたいしたことなかな」と言って帰ったので大いに落胆した。当時の為政者の見識が問われるだろう。

　それでは教育の頂点ともいえる大学の在り方はどうだろう。これも以前書いたように世界ランキングが低下し続けている。

ここでも既得権者が多いのと国公立大学の分散で研究費もまた少額となりまともな研究が難しい。AI 関連の特許出願件数やスタートアップ企業やいわゆるユニコーンも米中に比べて圧倒的に少ない。研究費や助成金の配分は硬直化しており、是正されていない。将来性のあると見込んだ分野に集約して公費を入れるべきだろう。大学が細るということは将来の研究開発が萎むことでもある。確かに教育には金がかかるが、ここは他の支出は我慢してでも惜しむべきではない。知人の米国人が MBA にアプライするために必要な推薦書を数通書いたが、アイビーリーグなどの full-time MBA は 2 年間で 2,000 万円かかるとのことで、内容があれば高額の自己投資も将来を買うという意味で意義がある。安くても質の悪い教育は時間の無駄だ。

　日本と言う社会はロシアや中国に比べると民主的だが北欧に比べると人権や男女平等、ガバナンスなどに課題が多い。北欧の安定的な社会と持続的な経済成長をみると、社会の健全性を追求することが結果的に成長や安定さらに幸せをもたらしているように思える。農耕社会から工業社会へそして今、脱工業・情報化社会へと向かっている。この大きな流れを見据えたうえで国や社会をリフォームしていくことが求められるだろう。現在の日本を見ると過労死するほど働いても年収はここ 20 年停滞し、少子化が加速、国際的な地位も相対的に低下しつつある。曲がりなりにも先進国になったが故の先進国病とも言えたが、長すぎる停滞は何が原因なのだろう。

　私見であるが、日本社会の内向き傾向、換言すれば人口減・過疎進行などと相まって精神的鎖国状況が広がりつつあるのではないかと思うのである。会議は筋書き通りで議論が活発に行われない、大胆な提案がない、責任追及を恐れ回避行動に出る、

海外留学忌避など行動力や積極性などの特性をますます失っているようだ。政府を挙げて後ろ向きで、一例をあげれば行政文書がいまだに年号なのが鎖国の象徴的事案だ。年号は文化的な意味合いはあるものの計算にひと手間いる（だから早見表がある）、外国人に説明するとき不便。ちなみに当院ではすべて西暦としている。

　将来への提案であるが第二公用語を英語とし、学校の９月入学、もちろんクラスは20人以下にすれば海外にチャレンジする人は増えるのではないだろうか。それに無言でシャンシャンのくだらない会議は無くなり、面白い世界になると思うがどうだろう。

（最後に）

　2016年４月の熊本地震後の６月から、毎月、担当したこの欄も今回70回目を迎えました。岡田先生の亡くなられた後も小山先生が引き継がれ、小生も駄文を書き連ねてきましたが、今回をもって終了とし、この欄を新たな筆者に譲りたいと思います。読者の皆様には長い間、お付き合い頂き、ありがとうございます。また、いつかどこかで。

あとがき

　本書をまとめている最中にロシアのウクライナ侵攻と言う現代史の重要イベントが起こった。非人道的と言う意味でロシアは今まで幾多の怪物を生み出してきた。遠い世界と言いうことなかれ。今を生きる我々も世界と言う大きな流れの中にあり、本書に書かれていることも人間の所業、営みからくるということを考えると、事の大小はあれ、どこかでつながっていると思わざるを得ない。

　まえがきに元来率直と書いたが、子供のころの通信簿には必ず「小心で弱気。もっと積極的に発言を」などと指導されていたが、アメリカ留学を機に変わったと確信した。2年弱をミシガンで過ごしたが、上下関係の無さやフランクさが感じられ、若くても気兼ねなく堂々と発言する雰囲気が新鮮で頼もしく思えた。この雰囲気は日本ではリスクとなるようだ。

　とくに日本のバブル以降の低迷の主因は、社会や組織そして個人がリスクを取る勇気を失ったためではないかと思う。発言も行動も控えめで、正直なことを言わないのが「大人の態度」であり、逆に正直な発言は「物議をかもす」ことになる。若者が積極的に留学したり、起業したりしてリスクを取るより、何もしないことでリスクをやり過ごすといった社会にイノベーションも問題解決も未来もないだろう。

　日本社会は盆栽のような成熟ではなく、根っこから腐りつつあるのではないだろうか。その根本的な原因は、貧困や低学歴が固定化・増大し、一部の人間が権力と富を既得権化することで社会全体がダイナミズムを失い、若者を消極的にし、チャレ

ンジ精神を失わせていることにあると思う。

　物質の基本単位は原子であり、細胞の基本単位は遺伝子であり、情報の基本単位はバイトである。それぞれの基本単位が発見、確立されて原子物理学、遺伝子工学、情報工学が革命的に進歩した。現在は第4次産業革命の入り口で、情報爆発の時代である。あらゆる現象が数値化されデジタルに表現されそして再構築されるデータ駆動型世界でもある。医療もまさにその革命の波に飲み込まれようとしている。既成の概念では通用しない新しい医療の在り方を積極的に模索し再構築しないと、日本は先進国の地位を失うだろう。その役目は既存の役所や大学や医師会では務まらない。

　現代日本は全く新しい戦略と持続する情熱を持った、型破りで痛快な若者を求めている。

本書を故岡田玲一郎氏に捧ぐ
2022年初夏

戦略と情熱の病院づくり

2022 年 9 月 15 日　第 1 刷発行

著作者　　副島　秀久
発行者　　河内　理恵子
発行所　　日本ヘルスケアテクノ株式会社
　　　　　〒 101-0047
　　　　　東京都千代田区内神田 1-3-9　KT- Ⅱ ビル 4 F
　　　　　HP　https://www.nhtjp.com/
装　丁　　小山　久美子
印刷・製本　有限会社　ニシダ印刷製本

©2022　Printed in Japan　　　ISBN 978-4-9912258-4-0